聴くだけで涙があふれる心の浄化CDブック

一瞬でキレイな自分に生まれ変わる

観月環 著
小久保隆 音楽

マキノ出版

はじめに

涙があなたを美しくする

どんな人でも、人生の途中で、とてもつらいことや悲しい出来事に直面することがあります。そんな出来事は、心を深く傷つかせてズタズタにしてしまって、人をすっかり抜け殻《がら》のように変えてしまいます。

私も、そんな出来事に何度か遭遇《そうぐう》したことがあります。

あれは十数年前のこと、母が突然、末期がんと診断され、余命3カ月との宣告を受けたのです。目の前が真っ暗になりました。

「だって、昨日まで、元気だったのに……」

現状を受け入れられないまま、母は緊急入院することになりました。しかし、抗がん剤の副作用で母が廃人のようになっていくのに、時間はそれほどかかりませんでした。

母はいたって神経質でしたから、人より余計に薬の悪影響が出たのかもしれませんが、悶絶《もんぜつ》する母を見るに忍びなく、私は思い切ってすべての治療をストップしてもらうようドクターに話しました。

そして、自宅に母を連れ帰ったのです。

自宅で私といっしょに呼吸法や氣《き》（生命エネルギーの一種）のトレーニングを続けたおかげで、母は劇的な回復を見せました。母が自ら起こした奇跡でした。

それから7年間というもの、母はなんの治療をすることもなく、元気で毎日を楽しむことができたのです。今思えば、それは神さまが母と私にプレゼントしてくれた特別の時間だったのです。

そんなある日、冬の寒い朝に妹から電話が入りました。母が血を吐《は》いて倒れたのだといいます。病院に運ばれた母を見舞った私たち姉妹は、知らされていなかったある事実に愕然《がくぜん》としました。母は毎日、「お百度参り」をしていたのです。

お百度参りは、早朝に神社の鳥居から境内までを裸足《はだし》で100回行き来し、お参りするというもの。願望祈願のために、それを100日間続けるのです。

決して体力があるわけでもない母が、なんのためにそのような無謀《むぼう》な行為をしていたのでしょう。その事実が判明したとき、私は憤りと怒りで体が震えました。

母はある霊能力者からの予言に従って、お百度参りをしていたのです。その予言とは、ご先祖さまの浄化《じょうか》されていない霊があり、それが私に作用し命を落とすというものでした。母にとって私は大切な娘です。娘の命が危機にさらされていて、それを救う方法があるとすれば、母はなんだってしたと思うのです。

母の住む飛騨高山《ひだたかやま》の冬の朝は、気温が零下に下がり、雪が舞うことも多いのです。そんな中を裸足で、高齢の病弱の女性がお百度参りをすれば、どのようなことが起こるかは、だれにだって目に見えてわかるはずです。

血を吐いて倒れた母のことを伝え聞いた霊能者は、さらに追い打ちをかけるように伝言を送ってきました。今、悪いものが出ているのだから、止めないで続けるようにと言ってきたのです。

母には到底、そのような体力は残っていませんでしたが、私はますます、その人に対する恨みを募《つの》らせました。お百度参りを続けた78日間で、母はすっかり体力を消耗《しょうもう》させていたのです。

「もう、時間の問題ですね」

と、ドクターが言われました。体力、そして免疫力《めんえきりょく》の低下とともに、今まで、鎮静化していたがん細胞が一気に動き出したようなのです。長くても半年だろうとの診断でした。

私は、できるだけ母が穏やかに過ごせるように、温かい気持ちの病院に転院させました。毎日、片道2時間の距離を通って、手作りの食事を運びました。母が少しでも食べられるようになって、元気を取り戻してくれることを祈りながら。

このとき私は、2回目の奇跡が起こることを信じていたのです。私がなんとかしてみせる。母をもう一度助けてみせる。そんな強い思いと厳しい現実の間《はざま》で、実際のところ、私はクタクタに疲れきっていました。そのときは気が張っていたので、なんとか持ちこたえていただけだったのです。

母のいる病室に入る前は、いつも気持ちを高め、努めて元気な声で、明るく振る舞っていたのです。母が余計な心配をしないように、そして、元気を取り戻してくれるように。

病室にいる間、母と私は、とりとめもない話を続けました。

ある日、唐突に母が私に聞いてきました。

「今は、幸せ？」

「幸せよ」

私は、そう即答しましたが、それからしばらくの間、自分の幸せについて思いを巡らせていました。すると、子どものころの食卓の情景がふいに浮かび上がってきたのです。

家族6人で囲んでいた大きなテーブルに、湯気の立つみそ汁やお総菜が並んで笑いが飛び交っている、そんな光景でした。私はふと、人生で一番幸せなときだったかもしれないなあと思ったのです。

それを母に話すと、母の頬《ほお》には涙が伝わりました。

「そんなふうに思ってくれてありがとう。私はね、お父さんが厳しい人だったから、子どもたちはかわいそうだなぁと思っていたの。ご飯のときでも、お父さんの機嫌が悪いとビクビクしていたでしょ」

そう言えば、そうだったかもしれない。でも私は、できることなら、あのときに帰りたいと心から思いました。今の状態に比べたら、なんと幸せなときだったのでしょう。

私は、自分の今の役割を投げ出して、たった一人の子どもに戻りたい。私は、近い将来、母がいなくなってしまうことを直視できないでいて、自分の感情にすっぽりと蓋《ふた》をしているのです。私は喜怒哀楽《きどあいらく》のない人間になることで、自分を保っていたのです。

しかし、時は正確に流れて12月の深夜、母は「ありがとう」の言葉とともに逝《い》ってしまいました。号泣する妹のかたわらで、私は呆然《ぼうぜん》と立ちつくしていました。不思議なことに、私の目からは涙が一滴もこぼれないのです。

雪の降る中、母を車に乗せて実家まで4時間の道のりを行くのは、とてもつらいことで、妹たちはずっとすすり泣いています。

私は舞い落ちる雪を目で追いながら、心が凍《い》てついたように固まってしまっていると思いました。すべての感情のとびらは閉じられたままで、私は自分に与えられた役を必死でこなそうとしていたのです。

お通夜から葬儀にいたるセレモニーの陣頭指揮をとらなければならない私に、泣くことを思い出す余裕はありませんでした。火葬場で母が煙になって天に昇っていくのを見たとき、思わず涙がこぼれそうになったのですが、それも一瞬のこと。私の涙は、すぐに引っ込んでしまいました。

葬儀のあとに続く、さまざまな儀式と手続き、お世話になった方への挨拶《あいさつ》まわり。毎日が、ただ忙しく過ぎていきました。

そして、四十九日の法要がやってきました。

お寺でお経を上げてもらい、精進払いの席に着いたときです。なんの予告もなく、私の両目からは、滝のように涙が止めどもなく流れ始めたのです。

どうしたのかしら、と自分でも驚きながらも、どうしても涙を止めることができません。まるで一年分の涙が、集中豪雨のように次から次へとあふれ出ているようなのです。

私は、そこに母の気配を感じました。

「思いっきり泣いたらいいのよ。我慢しないでいいから。本当にがんばったね。ありがとう」

これが、母のメッセージなのかどうかは定かではありませんが、泣くことはこのうえなく快感でした。それと同時に、今まで泣くこともできないでいた自分が、とても愛《いと》おしく思えたのです。

自分で自分に、心の中で伝えました。

「もういいよ、泣いたらいい。思いっきり泣いたらいい」

その途端、静かに泣いていたのが号泣に変わり、周りを唖然《あぜん》とさせたようですが、そんなことは知ったことではありません。大きな声で泣いているうちに、母にアドバイスをしていた霊能者への憤りや怒りも流れていくようでした。

「私はいろんなことを我慢していたんだわ。もっと泣いたらすっきりするわ」

そんな思いが広がっていきます。それまで必死にがんばっていた自分の頑《かたく》なさが、ゆるゆるとほどけていくようでした。思い通りにならなかったことに決別して、新しい一歩を踏み出すために、人は泣くことを許されているのでしょう。

ひとしきり泣いたあと、私は化粧室で自分の顔を見てびっくりしました。お化粧はほとんど取れてしまっているのに、キラキラと輝くような自分の顔がそこに映し出されていました。肌がピカピカでツヤツヤです。目の輝きもさっきまでとは、全然違うものになっています。心もなんだかウキウキしてきています。

口紅だけ塗り直して部屋に戻った私に、娘が「ママ、きれい」と言ったことには驚きましたが、自分でも生まれ変わったような気持ちだったのです。

号泣することは、自分の心のブレーキを外すのにとても有効な手段です。涙は、長年ため込んできた「心の垢《あか》」を洗い流す聖水なのです。

私は、涙が出る風景や音楽に出逢えたときは、前のように涙を止めてしまわないで思いっきり泣き、「浄化《じょうか》瞑想《めいそう》」をすることにしています。涙は、魂《たましい》の純粋性を維持するためにはとても大切なのです。

本書は、涙によって生まれ変わり、なりたい自分へと変身できる浄化瞑想をテーマとしています。付属のCDを聴くだけで、あなたの心に風が吹き抜け、すべてのマイナスの思いや疲れやストレスが吹き飛ぶことでしょう。

CDを聴き終えたあとには、幸福ですてきな自分がそこにいることに気づくはずです。

2008年3月14日

観月流和気道代表　観月《みづき》　環《たまき》

聴くだけで涙があふれる　心の浄化CDブック　目次

第4章 涙は心身を浄化する……137

第5章 浄化瞑想12のQ&A

浄化瞑想ＣＤ　曲目リスト

ナレーション 観月 環　CDプロデュース 小久保隆

1 海の浄化瞑想

真っ白な自分に帰る

●聖なる言葉「私の人生はすべてが思い通りです」

『いつくしみ深き（賛美歌３１２番）』作曲：チャールズ・コンバース

2 波の浄化瞑想

否定的な思いを洗い流す

●聖なる言葉「もう我慢しなくていい。すべてを涙とともに流します」

『浜辺の歌』作曲：成田為三

3 森の浄化瞑想

疲れた心と体を癒す

●聖なる言葉「今日、私は、私に一番やさしくします」

『生々流転』作曲：小久保隆

4 炎の浄化瞑想

執着やこだわりを燃やす

●聖なる言葉「私の手からすり抜けていくものは、私には必要ないものです。私がもっとすてきになるために手放します」

『炎・昇天』作曲：小久保隆

5 海底の浄化瞑想

かけがえのない自分を知る

●聖なる言葉「静かな時間の中で、私は自分がだれだったのかを思い出します」

『カッチーニのアヴェ・マリア』作曲：ジュリオ・カッチーニ

6 風の浄化瞑想

本来の自信を手にする

●聖なる言葉「私はどんな自分にだってなれます」

『風舞』作曲：小久保隆

7 光の浄化瞑想

なりたい自分に生まれ変わって幸せになる

●聖なる言葉「一人で幸せになれれば、だれとだって幸せになれます」

『彩のささやき』作曲：小久保隆

聴くだけで涙があふれる　心の浄化ＣＤブック

装幀　渡邊民人（ＴＹＰＥＦＡＣＥ）
本文デザイン　百々菜摘（ＴＹＰＥＦＡＣＥ）

第1章

あなたは今、生まれ変わる

涙はすべてを浄化する

あなたは、今の自分に満足していますか？　それとも、もっと違った自分になりたいですか？

「なりたい自分」になることは、一番すてきなこと。そして、自分が一番満足することです。

でも、なかなかなれないのが現実です。

その理由は、自分でも気づかないうちに心に硬い殻《から》を作ってしまっていることです。その硬い殻を打ち破れず、新しい自分を見つけることができないからです。だれの心の中にも、過去何十年かにわたって積み重なっているどうしても崩《くず》せない自分自身がいます。

崩せない自分が、すてきな自分だったらなんの問題もありませんが、気に入らない自分だったら問題ですね。そんな自分がいると、どんなにがんばっても、輝く自分にはなれません。

心の奥深いところにネガティブな感情が封じ込められていると、表面をどんなに着飾ってもどこか暗い感じがします。それと同じように、硬い殻で覆《おお》われた好きでない自分は、本来の輝く自分を曇らせてしまうのです。

好きでない自分、気に入らない自分は、もともとあったわけではありません。生まれたての赤ちゃんや幼い子どもは、自分に対してのマイナスイメージは皆無です。心にも体にも、純粋なエネルギーが巡っているために、マイナスイメージが定着しにくいのです。

純粋なエネルギーが巡る理由の一つは、感情にブレーキがかかっていないことです。悲しかったら即座に泣き、うれしかったら思いきり笑います。こうした豊かな感情表現の中で、エネルギーは巡り続けるのです。

ネガティブな感情をためこまず、流していくためには、「泣く」ことが重要となります。涙することで、ネガティブな感情すべてが流れていくのです。涙の成分には、ストレス物質を排出する要素が含まれているといわれていますが、泣いたあとの気持ちを考えても納得がいきますね。

涙によって、心と体にたまったネガティブなエネルギーが洗い流され、純粋なエネルギーが巡ります。そのあとには、心と体に新たな芽が生まれ、育《はぐく》まれていくのです。

泣くことは、すべてを浄化《じょうか》して、新しい自分に出逢うための聖なる儀式なのです。涙は、心の垢《あか》を洗い流す聖水といえるでしょう。

もちろん、涙は、悲しいときや苦しいときだけに流れるものではありません。うれしいとき、感動したときにも、自然にあふれるものです。そうした涙はすべて、魂《たましい》を輝かす聖水なのです。

涙は、あなたを生まれ変わったように輝かし、人生を劇的に変えるのです。本書のテーマである「浄化瞑想《じょうかめいそう》」は、この涙の魔法を効果的に起こします。

忘れていた夢を思い出した！

浄化瞑想とは、心と体のネガティブなエネルギーを一掃し、なりたい自分に生まれ変わる瞑想法です。なりたい自分とは、本来のあなたの姿です。

本当は、どんな人でも輝く自分になりたいし、輝く自分がどこかにいることを知っています。ただ、日常生活の中でついてしまった心の垢《あか》のせいで、輝くような自分の存在を忘れてしまっているのです。

現実の自分となりたい自分との間にギャップがあり過ぎると、自信を失い、自己嫌悪に陥《おちい》ってしまいます。本来の自分を思い描くことすらしないで、「自分なんてこの程度」と、もうあきらめているのかもしれません。

しかし、あなたの中には、まばゆく輝くあなたがいるのです。それを思い出させてくれるのが、浄化瞑想なのです。

浄化瞑想は、7つのステップから成っています（※CDは、7つの曲によって構成されています）。

●浄化瞑想の7つのステップ

第1ステップで、原点である真っ白な自分を思い出します。

第2ステップでは、心の中についてしまった心の垢であるネガティブなエネルギーを洗い流します。

第3ステップでは、自分でも思った以上に疲れてしまった、あなた自身の心と体を癒《いや》します。

第4ステップでは、執着やこだわりを、燃えさかる炎の中に投げ入れるようにして焼き尽くします。

第5ステップでは、あなたの本質と向き合い、かけがえのない自分を知ります。

第6ステップでは、無くしていた自信を取り戻します。

最後の第7ステップでは、なりたいあなたに生まれ変わって、幸せへ向かって大きく羽ばたくのです。

CDを聴きながら、瞑想の各ステップで、私の声の誘導に従ってイメージを膨《ふく》らませていきましょう。イメージは、人によってさまざまです。

小さかったころに見た海のイメージ一つを取っても、人によって海の情景はまったく違ったものであることでしょう。そのときに感じたことも、千差万別のはずです。

音楽と声の誘導によって、あなたは、あなただけの特別の風景を見ることでしょう。その風景こそが、あなたの本質とつながっています。

この浄化瞑想を試した方々からは、たくさんの喜びの感想をいただきました。その一部を、以下にご紹介しましょう。

「職場の人間関係がよくなり、だれからも好かれるようになった！」
「性格が明るくなり、すてきな人からプロポーズされた！」
「借金を抱えて病気ばかりしていたが、幸せなお金持ちになった！」

「忘れていた夢を思い出し、運気が上昇して仕事がうまくいった！」
「肌荒れが治り、５kgもやせた！」
「長年の夢だった自分の店が持て、商売がうまくいっています！」
「氣《き》の巡りがよくなり、演劇の主役の座を射止めました！」

これらの感想を寄せてくださった方々は、音と声の効果で、簡単になりたい自分になることができたのです。

それは、音が魂にダイレクトに響くエネルギーだからです。あなたの魂《たましい》を揺さぶり、まばゆく輝く本来の自分をよみがえらせるのです。

浄化瞑想の７つのステップを通して、あなたはなりたい自分、輝く自分を手にすることができるのです。

心の感性を高める

浄化瞑想は、あなたのストレスやこだわり、執着や過去のマイナスの記憶、そしてトラウマ、そういったあらゆるネガティブなエネルギーを洗い流します。

心の深淵《しんえん》に意識を合わせてみると、余分な垢がいっぱいこびりついて、あなたの心を圧迫していたのがわかります。こびりついたネガティブなエネルギーは、浄化瞑想によって心を緩《ゆる》めることで、溶け出して流れていくのです。

浄化瞑想の目的は、固くなった心をゆったりと緩めることです。瞑想することで、自分の心を緩めてください。

CDに収録された音と声の誘導によって、固まっていた心、固くなっていた心が、緩んで動き出して、温かい感情が湧《わ》き上がってくることでしょう。それとともに、涙《るい》腺《せん》が緩んで、涙が流れ始めるのです。

浄化瞑想を続けていると、日常生活でも涙は出やすくなります。涙腺が緩みやすい体質になるのです。

といっても、涙もろくなるのとはちょっと違います。なんにでも泣くというより、物事に感動しやすくなるのです。美しいものやすばらしいものに心が動くということは、心の感性が高まったという証《あかし》です。そうしたときに出る涙こそ、魂を輝かすものとなるのです。

浄化瞑想を始めたばかりのころは、今までの疲れやストレスが、涙となって一気に吹き出します。それは、悲しくつらい涙でしょう。

それが、感動の涙に次第と変わっていくのです。感動の涙を流すようになったとき、あなたは本来の輝きを取り戻し、なりたい自分へと生まれ変わるのです。

浄化瞑想によって、感動しやすくなったことに注意を向けてください。感動しやすい状態を保つことは、輝く自分を維持することと同じなのです。

感動しやすいということは、素直な自分に戻ったともいえるでしょう。心の鎧《よろい》を脱ぎ捨てて、あるがままの自分になったということです。

心と体が完全に解放されて、本来の素直な自分に戻ったあなたは、生まれたての赤ちゃんのようです。どんななりたい自分になることだってできるのです。

7つのステップが起こす魔法

浄化瞑想では、7つのステップを経て、新しい自分、そしてなりたい自分に生まれ変わります。

この7つのステップについて、ここでもう少し詳しく解説していきましょう。

なお、各ステップの最後に示された「聖なるメッセージ」とは、あなたの心に刻んでおいてほしいミラクルな力をもった言葉です。

各瞑想の最後に、心の中で唱えましょう。心の中に言霊《ことだま》としてしみ込み、瞑想をより効果的にしてくれます。

①海の浄化瞑想——真っ白な自分に帰る

第1のステップでは、自分の原点に帰って、真っ白な自分を取り戻していきましょう。本来の輝く自分、夢をいっぱい持っていたころの自分に帰ります。希望に満ちた思いを抱えたあなたを思い出してください。

瞑想の中心となるイメージは、海です。

穏やかで大きな広がりを持つ海は、お母さんの胎内《たいない》にいたころのことを思い出させてくれます。そこに、あなたの原点があるのです。

幼かったあなたの思い出の中には、魂の輝きと直結する原風景《げんふうけい》があります。無邪気だった自分の中に、あなたの魂が喜ぶ瞬間があるのです。

聖なる言葉　「私の人生はすべてが思い通りです」

②波の浄化瞑想——否定的な思いを洗い流す

第2のステップでは、心にたまったネガティブなエネルギーを洗い流しましょう。

瞑想の中心となるイメージは、波です。

波の動きは、繊細でやさしい響きと大きなパワーを持っています。あなたの中にあるネガティブなエネルギーを残らず包み込んですっかり洗い流します。

我慢していたつらい思いも、すっかり洗い流されていくでしょう。

聖なる言葉　「もう我慢しなくていい。すべてを涙とともに流します」

③森の浄化瞑想――疲れた心と体を癒《いや》す

第3のステップでは、森から癒しのエネルギーを体内に取り込んでいきましょう。

瞑想の中心となるイメージは、森です。

疲れ切ったあなた、報われないで傷ついているあなたを、森が癒します。森の精なるエネルギーが、疲れ切ったあなたの心と体を癒すのです。

疲れて重く固くなっていた体が、ゆるゆるとほどけていくのを感じてください。エネルギーが満たされるたびに、体は軽く温かくなっていきます。

聖なる言葉　「今日、私は、私に一番やさしくします」

④炎の浄化瞑想――執着やこだわりを燃やす

第4のステップでは、心の奥深くに根づいてしまったネガティブな思いや執着を取り払いましょう。

瞑想の中心となるイメージは、炎です。

長い間に定着してしまったネガティブな思いや記憶は、なかなか消えないものです。炎のエネルギーは、それを焼き尽くす強さを持っています。

こだわりや執着となった思いを、ゴウゴウと燃えさかる炎の中に投げ入れましょう。心が軽く明るくなります。

聖なる言葉　「私の手からすり抜けていくものは、私には必要ないものです。私がもっとすてきになるために手放します」

⑤海底の浄化瞑想――かけがえのない自分を知る

第5のステップでは、自分の内面を見つめ、本当の自分をあらためて見つめ直しましょう。

瞑想の中心となるイメージは、海底です。

深い海の底で、自分自身に向き合えば、忘れていた自分を思い出すことでしょう。

一人、静寂《せいじゃく》なときの中で、かけがえのない自分が見えてきます。
かけがえのない自分、それは輝く魂を持った自分です。

聖なる言葉　「静かな時間の中で、私は自分がだれだったのかを思い出します」

⑥風の浄化瞑想――本来の自信を手にする

第6のステップでは、本来の自分、そして新しい自分を発見していきましょう。あなたは、もっとすばらしくなれるのです。

瞑想の中心となるイメージは、風です。

風は、あなたの心と体の中に新しいエッセンスを吹き込みます。風が体内を通過するたびに、眠っていた何かが目覚め、今まで知らなかったあなたが生み出されることでしょう。それが、あなたの自信となります。

あなたは、風のように、自由自在に変化できる軽やかな存在です。

聖なる言葉　「私はどんな自分にだってなれます」

⑦光の浄化瞑想――なりたい自分に生まれ変わって幸せになる

第7のステップでは、理想の自分を引き寄せましょう。

瞑想の中心となるイメージは、光です。

光は、宇宙意識とあなたをつなげるエネルギーです。あなたの思いは、宇宙意識と一体となって、理想の自分を引き寄せるパワーとなるのです。

あなたは、「なりたい自分」に生まれ変わります。

聖なる言葉

「一人で幸せになれれば、だれとだって幸せになれます」

第2章

浄化瞑想はこんなに簡単

音楽で心を純粋な状態に戻す

涙を流すためには、心を解放して、リラックスさせることが重要です。そして、心の奥深いところにアクセスすること。つまり、日常を超えるなんらかのきっかけが必要なのです。

だれもいない海に広がる朝焼けや、アラスカの空に舞い降りるオーロラ、モンゴルの草原の満天の星空――こうしたとびっきりの自然現象に出合ったとき、人は思わず声を上げ、涙を流します。これが、宇宙意識とつながる境地です。

短い時間であっても、そのとき、人は自我を捨てきり、宇宙の一部になるのです。自然と溶け合った時間ともいうことができるでしょう。それが、本来のニュートラルポジションであり、人間があるべき一番いい状態なのです。

この「いい状態」を、場所を選ばず簡単に作り出せないものかと、長い間、私は考えてきました。そして、最近になって、私のCDを聴いたという方々から、自然と涙が出てきますという報告が相次ぐようになったのです。

私の主催する瞑想《めいそう》コンサートでも、美しい涙を流される方がふえてきています。涙したあとには、「すっきりして生まれ変わったようで、いいことが次々起こっています」という声が集まるようになったのです。

この現象はどういうことなのかと、考えてみました。すると、思い当たったことがあります。私自身、涙するときの自分が、心身ともにとてもいい状態であることを自覚していたのです。

たとえば原稿を書いているとき。とても純粋な状態になってくると、自然に涙が出てきます。そして、次々と言葉があふれてくるのです。

心にわだかまりがないということは、いいものを引き寄せるための最低条件です。私にとっての涙は、心を洗い流す魔法の聖水だと感じていました。

そして、この魔法をみなさんにお届けしたいと考えていたときに、音が必要だと直感したのです。視覚情報よりもはるかに深い部分に到達する聴覚情報は、魂《たましい》に直接、響くのです。それは、音が響きであり、氣《き》と同じ性質を持つエネルギーだからです。

でも、音ならなんでもいいというわけではありません。心をかき乱すような音律や騒音では、魂は喜ぶどころか、苦悶《くもん》するでしょう。魂に響く波長の高い音楽が必要です。そして、自然の中に流れる気配や音も。

そのすべてを叶《かな》えてくれたのが、小久保隆《こくぼたかし》さんの音楽でした。小久保さんは、都市やオフィス、美術館などの空間を「音で環境をデザインする」というサウンドスケープ・デザイナーとして国内外から注目されている音楽家です。

たとえば、ＣＤのトラック３に当たる「森の浄化《じょうか》瞑想《めいそう》」では、読者をアマゾンに棲《す》む森の精で包んであげたいと思っていました。すると、小久保さんは、実際にアマゾンのジャングルで収録した音を曲の中に盛り込んでくださいました。

森の精の大きくてやさしいエネルギーを感じたとき、あなたの心はきっとほどけていくことでしょう。

本書に添付されたＣＤでは、体の隅々にまでエネルギーが浸透するように、小久保さんの音楽と私の声によって導いていきます。

心の垢が落ちていく

本書と添付のＣＤによって、段階的に瞑想を深めていけば、最終的に新しいあなたに生まれ変わることができます。

生まれ変わる前には、まずあなたの心の中を真っさらに戻すための浄化が必要です。長年にわたって積もってきた心の垢《あか》を落とすのです。

７つある浄化瞑想の中でも、浄化の力が強いのは１から４の瞑想です。心の中のネガティブなエネルギーが涙で流せるように、リラックスしてお聴きください。

もちろん、必ず泣く必要はありません。涙が出ないあなたは、心の疲れやストレスが強すぎるのか、もしくはまったくないかです。１から４の浄化瞑想で、ネガティブな感情を洗い流しましょう。

次の段階である５と６の浄化瞑想は、なりたい自分に生まれ変わるためのものです。新しいあなたの発見や眠っていたあなたが、この２つの瞑想によって引き出されることでしょう。

すべての浄化瞑想には、私の声で瞑想誘導が収録されています。この誘導は、あなたのイマジネーションを高めます。また、あなたの心に直接届くように、声に氣《き》を乗せています。

私自身、イマジネーションの中で森や海と溶け合いながら瞑想誘導を行っているのです。音楽と瞑想誘導で、あなたのイマジネーションは、次第に高まっていくことでしょう。

イマジネーションを高めるということは、映像として思い浮かべることだけではありません。たとえば、森の木々の香りや風の気配、炎の熱さ、その揺らぎ、そうしたものを五感で総合的にイメージすることが大切です。

簡単にいえば、まるで自分がそこにいるような感覚を味わうことを目標にしてください。そうすれば、感じる心が高まっていくことでしょう。

音の色を感じよう

小久保さんの音楽には、色があります。

そんなふうに表現すると、驚く方がいるかもしれません。音は、「音色《ねいろ》」という言葉があるように色を持ちます。音は、時間、空間上の波動《はどう》（振動が、波がうねるように次々と周囲に伝わっていく現象）です。その波動には波形によるさまざまな音の聴こえ方の違いがあり、そして色があります。

なんだか不思議な気がしますね。音は聴覚で、色は視覚でとらえると思っていると、そのつながりが感じられません。音も色も、魂に直接響く波動であることがわかると、感覚として理解できるでしょう。

ＣＤの音を聴きながら、その色を感じ取ってみてください。見るのではなく、色を感じるのです。

目を開けていないと、色が識別できないと思っているかもしれませんが、こんな例があります。

私の友人に、焼き物の絵画である陶彩画などで知られる芸術家・草場《くさば》一壽《かずひさ》さんがいます。草場さんは、子どもたちに目をつぶったままで、色のついたボールを触らせることがあります。すると、ほとんどの場合、子どもたちは色を正確に判別するのだそうです。

浄化瞑想を行いながら、あなたも音で色を感じ取ってみてください。この瞑想のときは、この色といった特定のものはありません。曲の中には、いろんな色が混じって溶け合っているのです。その中で、どの色とあなたは共鳴するのでしょうか。

あなたの氣と共鳴する色をあなたは強く感じるのです。

浄化瞑想の具体的なやり方

●時間帯はいつがいいのか？

一日の中で、あなたが一番落ち着ける時間帯を選んで瞑想をしましょう。起きてすぐの朝早い時間や、夜寝る前の時間など、あなたがリラックスできる時間帯を選んでください。

1回目は、最低20分間は時間を取りましょう。1つ目の瞑想から順番に始めて、1日1つの瞑想をすると効果的です。7つの瞑想があるので、ちょうど1週間で終わりますね。

1つの瞑想につき、CDの収録時間は5分から8分程度です。しかし、誘導に沿ってイメージを膨《ふく》らませていると、20分くらいはすぐに過ぎてしまいます。音楽が止まったあとも、瞑想を深めていけばいいのです。想像の余韻《よいん》を楽しんでください。

心を解放するためには、ある程度の時間が必要です。最初のうちは、自分がリラックスできる時間をたっぷり取りましょう。

もちろん、一度に7つの瞑想のすべてを行ってもかまいません。

慣れてきたら、瞑想の順番など気にせずに、自分の必要とする瞑想を中心に行いましょう。

●どんな場所でやればいいのか？

あなたが一番リラックスできる場所を選んでください。

その場所を選んだら、整理整頓《せいとん》して、きちんとお掃除をしましょう。物がゴチャゴチャとあって雑然としていると、氣の流れを阻害《そがい》します。

物だけでなく、ほこりやゴミもエネルギーの質を落としますから、取り除いておきましょう。何もない空間では、エネルギーが純化されやすくなります。

なるべく物を片づけて、すっきりと氣が巡る瞑想空間を作りましょう。

あまり生活感のない空間、できれば自然の氣を感じられる場所が理想的です。

屋外でも、落ち着ける場所があれば、そこはすてきな瞑想空間となります。自然のエネルギーが感じられるところなら、最適です。

●どんな姿勢を取ればいいのか？

あなたがもっともリラックスできる姿勢をとってください。自分の心を解放できる姿勢で、長く続けても疲れない姿勢を選びましょう。

体のどこにも力が入っていないという姿勢を心がけてください。あぐらをかいても、椅子《いす》に座っても、ベッドに横になってもいいでしょう。

私が瞑想をするときには、半座《はんざ》という姿勢を組みます。半座とは、あぐらをかいたあと、ももの上に足の裏を上に向けて置く姿勢です。背すじをぴんと伸ばし、手は手のひらを上に向けて軽くひざ頭の近くに置きます。

半座を組むことで、呼吸が深まり、体中に氣が巡りやすくなります。

しかし、半座に慣れていないと、足が痛くなることがあります。

無理をせず、楽な姿勢で行えばいいでしょう。

●どんな呼吸をすればいいのか？

ゆっくりとした深い呼吸を心がけましょう。

深く長い呼吸は、心身を安定させて、瞑想状態を作りやすくします。脳が鎮静されることによってイメージも膨らませやすくなるはずです。

●目は閉じるのか？

目を閉じて、外界からの視覚情報をシャットアウトしたほうが、イメージはしやすくなります。

自分の内面を見つめるためにも、目は閉じて、音楽と声に意識を集中しましょう。

瞑想が深まってくると、眠ってしまうという方もいますが、それでいいのです。

眠ってしまっても、潜在意識には確実に音と声のエネルギーが届くようになっています。

ですから、瞑想中に眠ってしまっても、起きたあとは、いつもよりも気分がよく、頭の働きもよくなっているのです。

●イメージはどのようにすればいいのか？

本書では、イメージを膨らませやすいようにさまざまな工夫を盛り込んでいます。CDには、実際の森で収録した音や波の音、炎の音などが盛り込まれていますから、音に意識を合わせるだけで、その場にいるような感覚を味わうことができます。

無理にイメージを作り出さなくても、音を味わっているだけで、イメージが自然に湧《わ》いてくるはずです。

また、50ページから始まる写真は、あなたのイメージを深めるためのお手伝いをしてくれることでしょう。写真を見たあとに目を閉じると、イメージはより膨らんでいきます。

また、海や森、炎といった瞑想の要素を、実際に感じながら行うことも、瞑想のイメージをより豊かなものにしてくれます。

たとえば、海の場合には表面の広い器に水を張って置いたり、炎の場合にはキャンドルを灯《とも》したりすれば、リアルなエネルギーが感じられることでしょう。もちろん、本物の浜辺や焚《た》き火の前で行うのにこしたことはありません。

あなたの五感をフルに働かせて、瞑想のイメージを高めてください。

●家事や車の運転中に聴いてもいいのか？

瞑想を深めてなりたい自分になるのならば、集中した状態を作ったほうがいいでしょう。家事や仕事など、ほかのことをしながらCDを聴いても、効果はあまり期待できません。

添付のCDは、心の奥深いところに届くように工夫してあります。簡単に瞑想状態に入れるように作ってあるのです。

ですから、車の運転中に聴くのはやめましょう。

リラックスして、瞑想に集中できるときにCDを聴いてください。

●きれいになったり、やせたりするのか？

浄化瞑想をしていると、体の調子がよくなり、肌がつやつやして、ダイエット効果もあったという声をよく聞きます。

心にたまったネガティブなエネルギーが浄化されるので、きれいになるのは当然です。心が浄化されて、氣の巡りがよくなるのが、すぐに肌に現れるのです。

また、余分なエネルギーが放出されるので、ダイエット効果もあるようです。エネルギーの代謝《たいしゃ》（体内での利用と排出）がよくなって、太らない体質になったという例も多いものです。

●瞑想ができているかチェックポイントはあるのか？

瞑想がうまくできていれば、心地よい感覚があります。そして、瞑想を終えたあとには、爽快感《そうかいかん》が広がります。

この2つの感覚があれば、瞑想はうまくいっているといえるでしょう。

瞑想をするのに苦痛を感じるのであれば、うまくいっていない証拠です。どこかに無理があるのです。

眠いのを我慢しているとか、ほかのことで頭がいっぱいであるとか、思い当たる原因があるはずです。

瞑想をするのが苦痛な場合には、瞑想をいったんやめて、少し時間を置いてから行いましょう。

●効果はどれくらいで現れるのか？

人によって個人差がありますが、だいたい1カ月程度で、目に見える変化が起き始めます。

早い人でしたら、初めての瞑想で効果を感じる人もいるでしょうが、なかなか効果を感じないからといって、決してあせらないでください。

効果を感じないという人は、目に見える変化を急ぎすぎているのです。表面的には効果を実感できなくても、心の内側は確実に変化しています。

急いで結果を追い求め過ぎて、せっかくの変化を見逃して、台無しにしないようにしましょう。

●体調が悪いとき、瞑想はしないほうがいいのか？

調子の悪さにもよりますが、つらい気分を我慢してまで瞑想をすることはありません。

基本的には、瞑想は、体調がよいときに行ってください。心と体に負担をかけることはよくありません。

ただし、CDのトラック3「森の浄化瞑想」は、疲れた心と体を癒《いや》し、エネルギーを満たします。ですから、体調が悪いときでも、「森の浄化瞑想」だけは効果を上げることでしょう。

このほか、浄化瞑想についての疑問は、第5章のQ＆Aにまとめてあります。やり方に疑問を感じたら、第5章も合わせてお読みください。

1 海の浄化瞑想——真っ白な自分に帰る

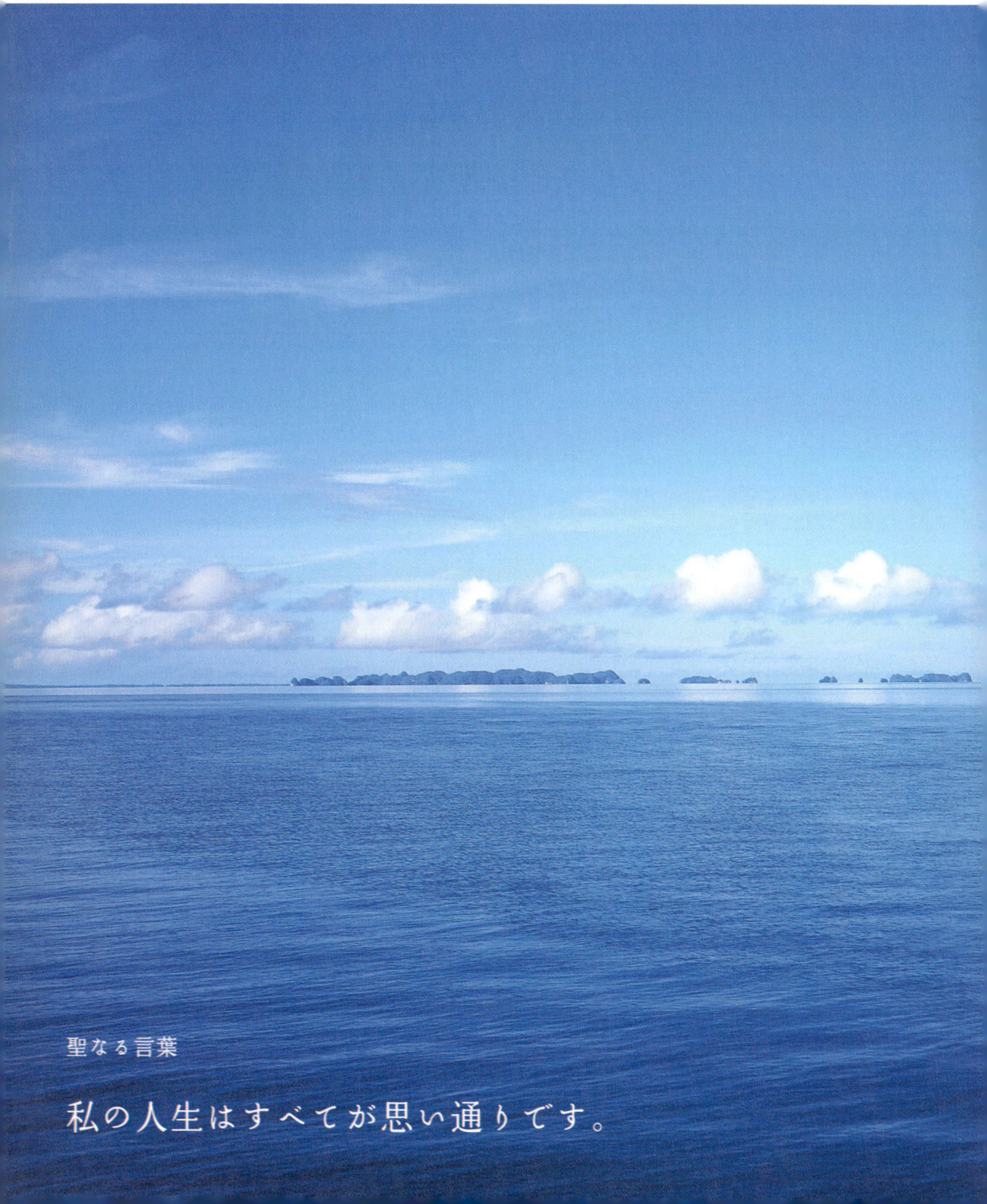
聖なる言葉
私の人生はすべてが思い通りです。

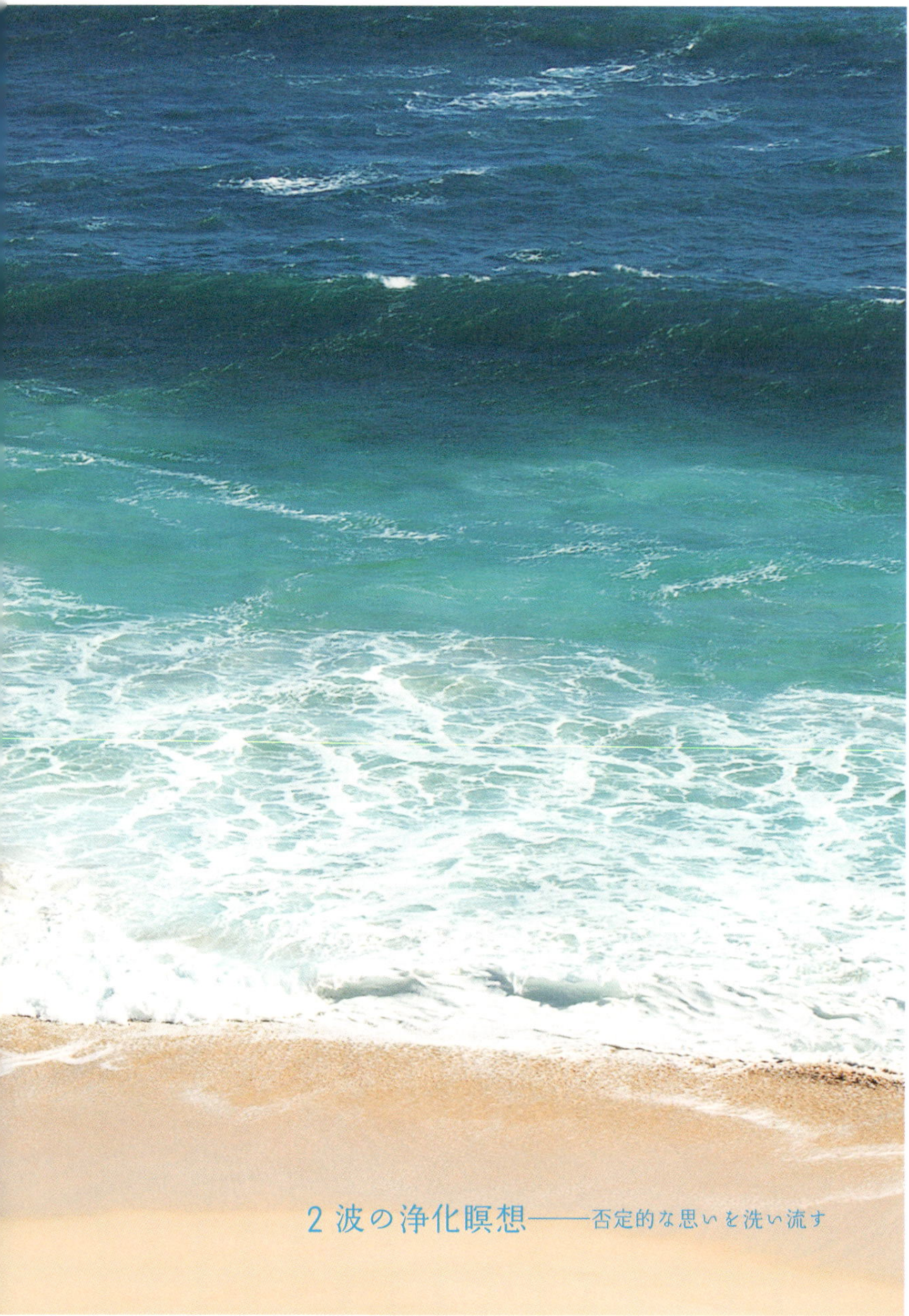

2 波の浄化瞑想——否定的な思いを洗い流す

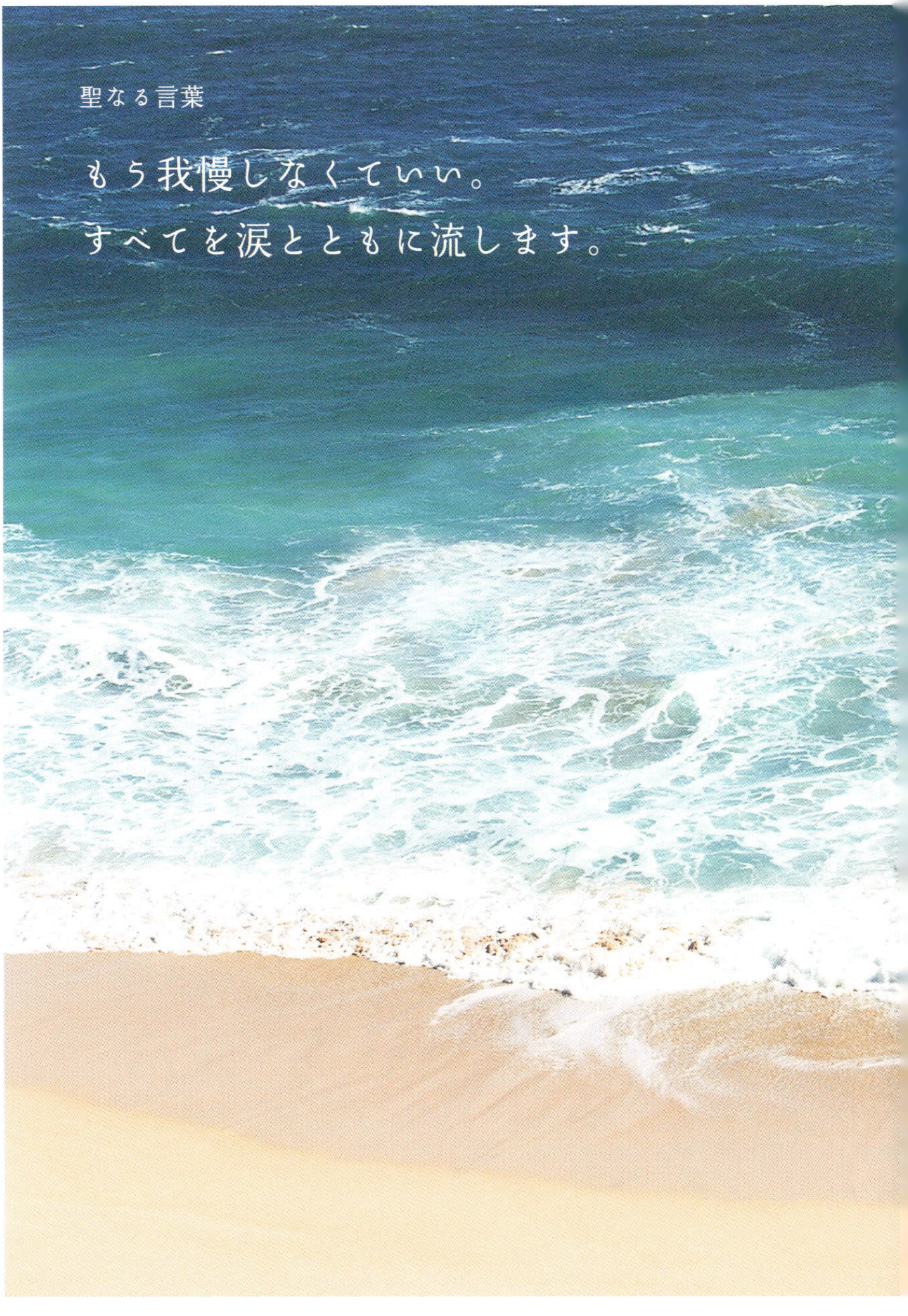
聖なる言葉
もう我慢しなくていい。
すべてを涙とともに流します。

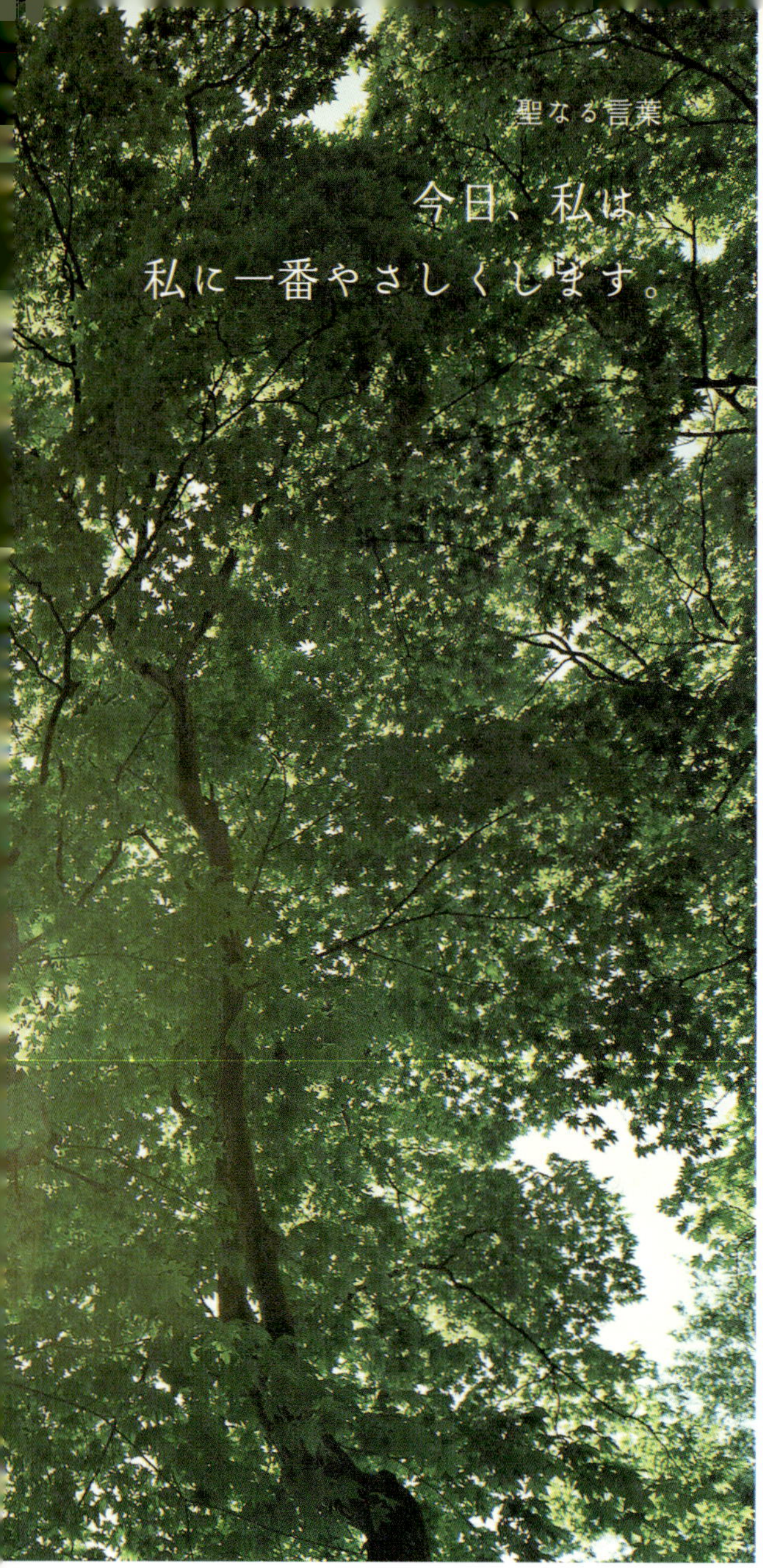
聖なる言葉
今日、私は、
私に一番やさしくします。

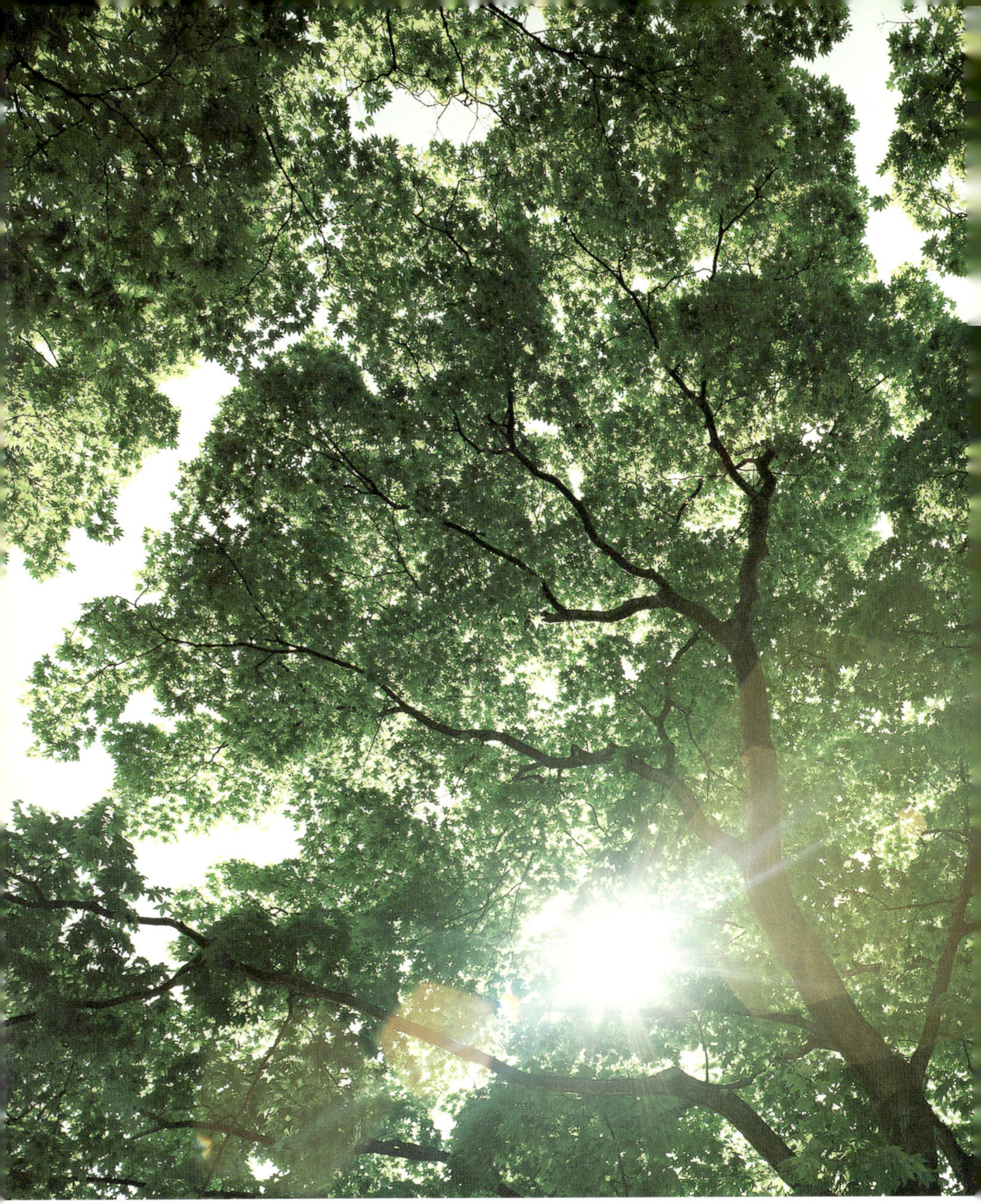

聖なる言葉

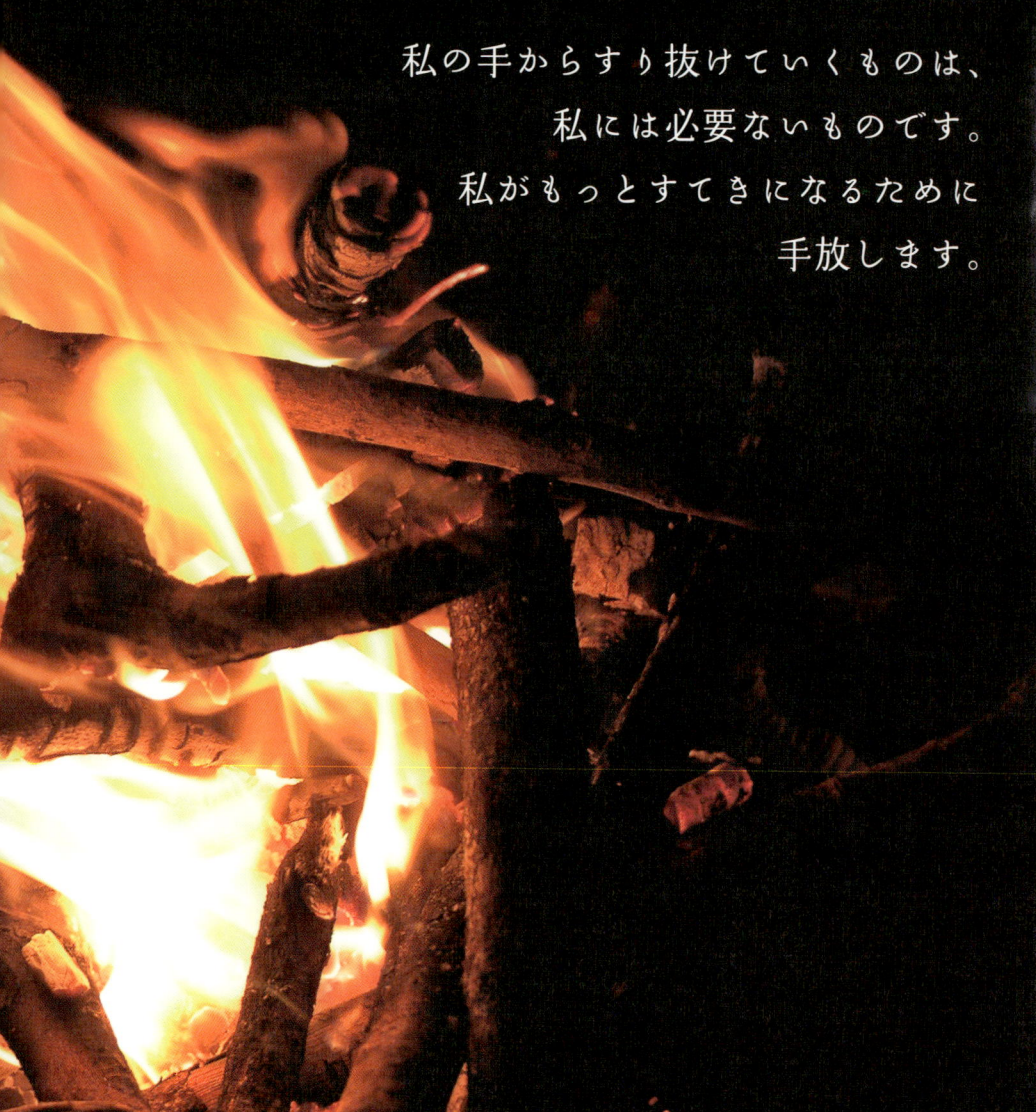

私の手からすり抜けていくものは、
私には必要ないものです。
私がもっとすてきになるために
手放します。

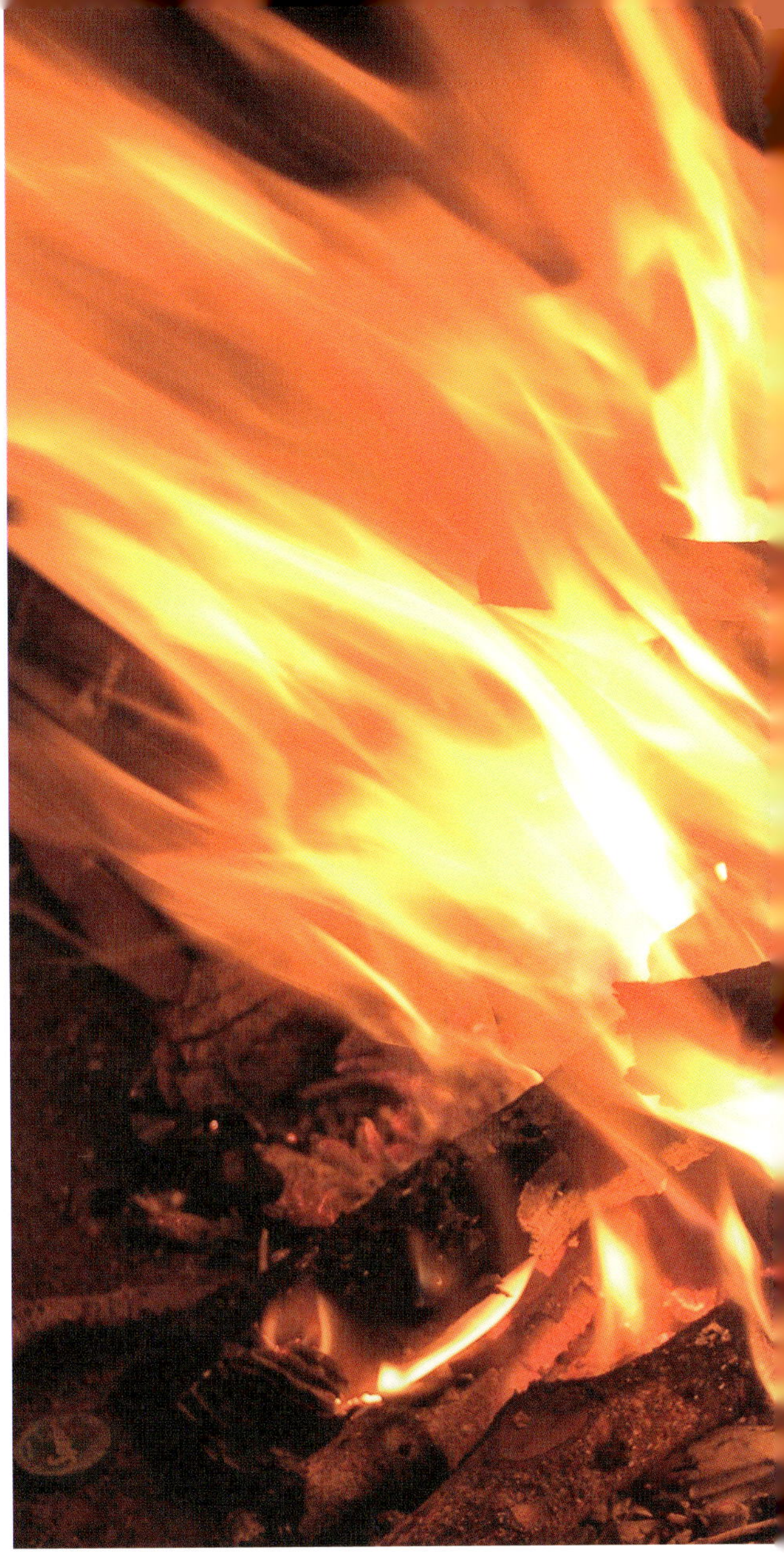

4　炎の浄化瞑想——執着《しゅうちゃく》やこだわりを燃やす

5 海底の浄化瞑想——かけがえのない自分を知る

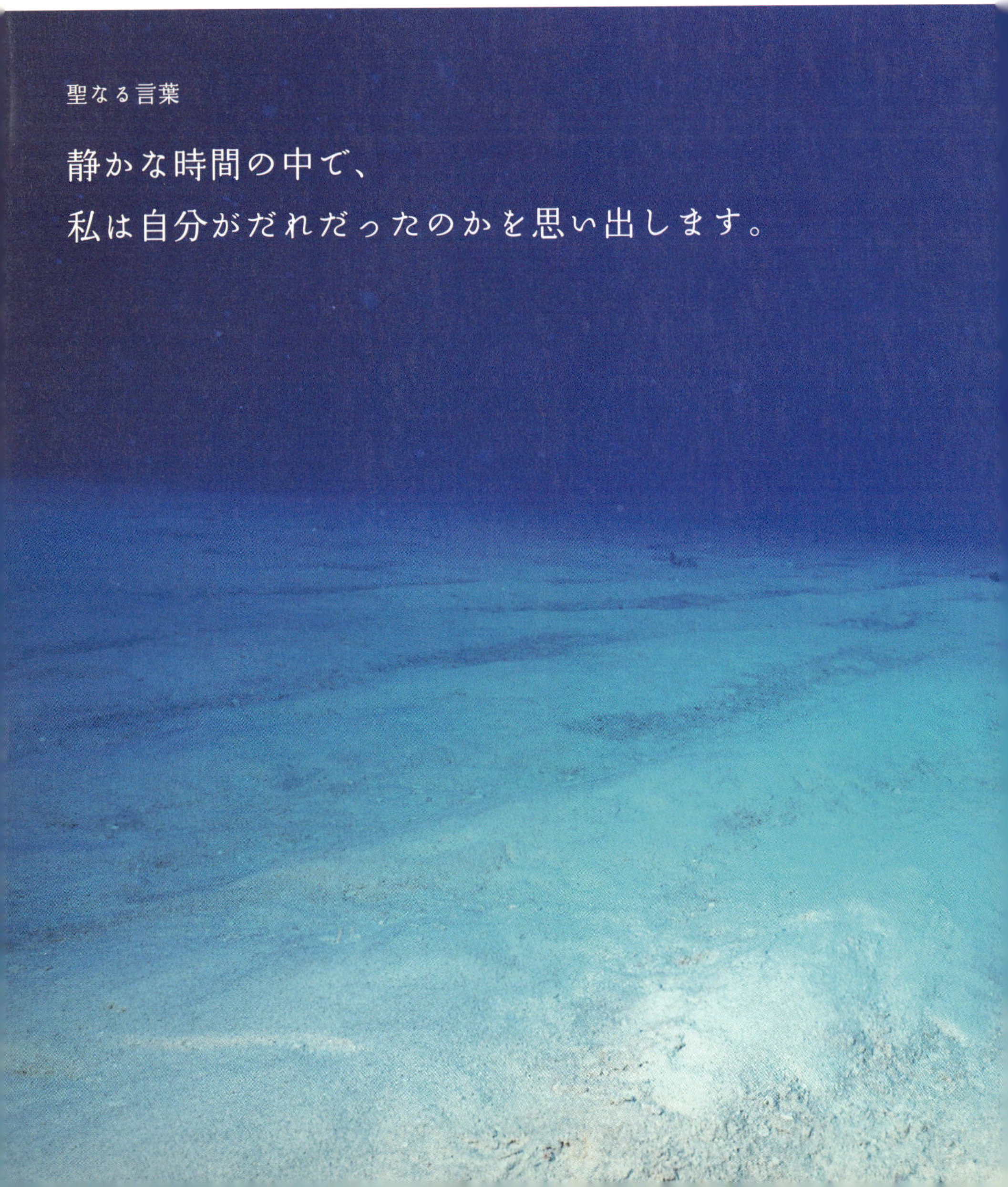

聖なる言葉

静かな時間の中で、
私は自分がだれだったのかを思い出します。

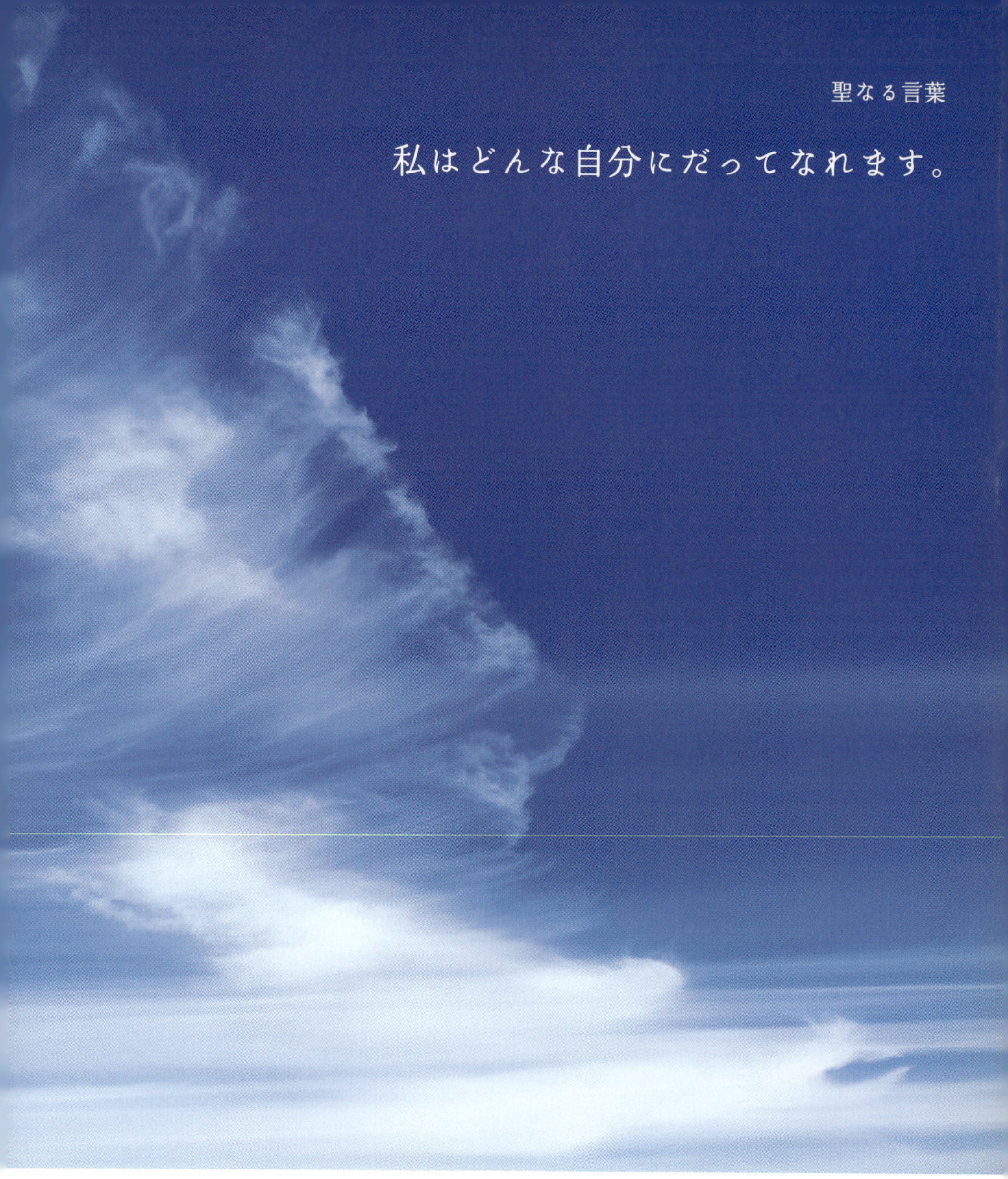
聖なる言葉
私はどんな自分にだってなれます。

6 風の浄化瞑想——本来の自信を手にする

7　光の浄化瞑想——なりたい自分に生まれ変わって幸せになる

聖なる言葉

一人で幸せになれれば、だれとだって幸せになれます。

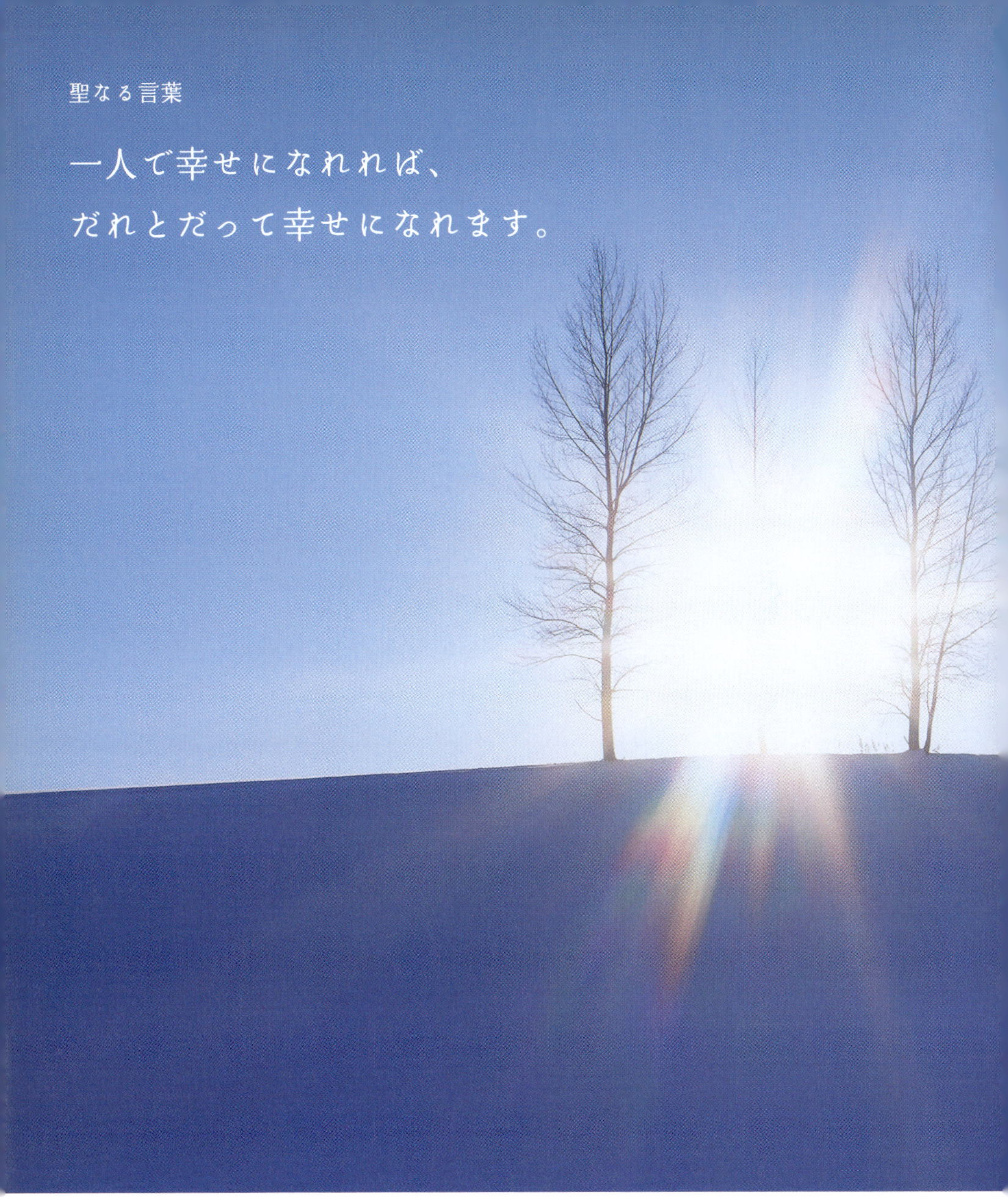

第3章

どんな悩みも解決できる!

1 壁にぶつかっているあなたへ

子どものころのときめく気持ちを思い出そう

CDトラック1・「海の浄化瞑想」を聴きましょう

あなたの人生はすてきです

ワクワクした気分でやる気が満々なら、毎日は楽しくて快適です。

あなたの毎日は、ワクワクしていますか？

もし、あなたが最近、やる気が出ないと感じているとしたら、それは心が渇《かわ》いてしまっている証拠です。体の疲れと心の渇きが原因で、気力が減退しているのです。

もちろん、だれにだって、ときどきはやる気がなくなることはあるでしょう。でも、それが慢性的に続くと、気分が滅入《めい》って、うつに近い状態まで進行することもあるのです。

あなたが心にぽっかり穴が空いたような気分になる前に、心の渇きを止めましょう。心にエネルギーを満たすには、ワクワクした気分が一番の近道です。

先日、二人の読者から、こんなお手紙をいただきました。

一人はT子さんといい、独身のキャリアウーマンです。自分の夢を次々と叶《かな》え、マスコミの第一線で活躍する彼女は、みんなの憧《あこが》れの存在だということです。T子さんが高く評価されていることは、彼女の実績と今のポジションから容易に察することができました。

そのT子さんが、あるときなんの前ぶれもなく、やる気が出なくなったというのです。会社に行けば仕事は山のようにあり、これまではそれが生きがいでした。それなのに、今はただつらく、負担に感じるばかりで、出社拒否の一歩手前だというのです。

どうして、こうなったのかはT子さんにもわかりません。そんな状態でも、休むことができないということははっきりしていました。

だれもが知っているマスコミの大舞台で活躍しているのですから、一時も気を抜くことができないのです。やる気が出なくなったからといって、長期で休めば、せっかく乗っていた出世のレールからも外れてしまいます。

しばらくの間、T子さんは心がからっぽのまま、表面上は従来どおりの明るさを装っていました。しかし、以前のような毎日がワクワクした感じはまったくないのです。仕事が終われば、一刻も早く家に飛んで帰っていました。

ある日、つき合いの悪くなったT子さんを見て、同僚がこんな言葉をふともらしました。

「なんだか無愛想になったわね。更年期《こうねんき》なんじゃないの？」

T子さんは、愕然《がくぜん》としました。40代半ばまで独身で、これまで仕事を生きがいとしていました。そして、気がつけば更年期といわれる年齢に達していたのです。このまま年を重ねていくのだと思うと、恐怖と不安でいっぱいになり、泣きたい気持ちに襲われました。

「でも、泣くわけにはいかない」

そうT子さんは思いました。ここで泣いたら、何もかもが崩《くず》れ去っていくように思えたのです。

もっと強くならなくてはと、T子さんは今まで以上の明るさを装って毎日を過ごしていました。しかし、自分が自分でなくなったようで、なんに対しても喜びを感じない殺伐《さつばつ》とした毎日でした。自分が何をしているのかも、わからなくなるような不安定な精神状態です。

いつの間にか、T子さんの頭にはいくつかの円形状のハゲができ始めました。病院の検査では、病名はつかなかったものの、その円形脱毛を見ていると、生きる気力がすっかりなくなっていきます。

「私は、何をしたかったのだろう？　このままずっと一人ぼっちで生涯を終えるのかしら」

——そう思うと、自分が負け犬になったようでした。同級生が平凡な結婚をして、子どもの世話に明け暮れているのが、急にうらやましく感じられるようになりました。自分の選択が間違っていたかもしれないと考え始めると、ますますやる気は失《う》せていくのでした。


お手紙をいただいたもう一人は、M子さんといい、45歳の専業主婦です。

結婚してから23年たちますが、ずっと家庭に入ったままです。そして今、二人の子どもたちは大学生になり、家を離れて暮らしています。

ご主人は絵に描いたような仕事人間です。家庭は二の次、仕事第一であり、つき合いも仕事がらみがほとんどです。

M子さんは、自分が社会から置き去りにされたように思うときがあります。子どもの手が離れたのだから、何か仕事をしてみたらと勧めてくれる人もいます。しかし、まったく社会に出たことのないM子さんは、自分に自信が持てないで、初めの一歩を踏み出しかねているのでした。

「こんなことなら、若いときに仕事をしておけばよかった。私は、家族のためにだけ生きてきたのに、今じゃ一人ぼっちだわ」

M子さんは、これからの人生、何を目標に生きていけばよいのかと、心にぽっかり空いてしまった穴を埋めることができないでいるのです。

T子さんのような人も、M子さんのような人も、あなたの身近にいらっしゃることでしょう。もしかして、それはあなた自身なのかもしれません。

今まで歩んできた自分の人生に自信が持てなくなってしまうのは、何よりつらいことです。自分自身を否定してしまうようで、その喪失感《そうしつかん》は何をもっても埋められないほどです。

特に、お二人のように、真面目に一筋の道を進んできた人ほど、これでよかったのかと思い悩むのです。それでは、人生をやり直せるとしたら、次は違った道を選ぶのでしょうか。

お二人は、対極にある人生を選択しています。

結婚より仕事を選んだT子さん。仕事よりも家庭を選んだM子さん。

40代半ばになって、「選ばなかった人生」に心が揺らいでいます。しかし、お二人が「選んだ人生」に間違いはなかったのです。人は、無意識のうちに、自分らしい、自分の好きな人生の選択をしているものです。

T子さんもM子さんも、かりに人生をやり直せるとしても、また同じ選択をすることでしょう。「今」を納得できれば、どのような人生を選択していたとしても、大きな満足感に満たされたものに変わるのです。

あなたが、子どものころに好きだったこと、ワクワクしたことを覚えていますか？

それらの感情が、あなたの生涯の根底を支えているのです。あなたの心が喜ぶ選択を、無意識のうちに人は行っているのです。

ただ、残念なことに、それを忘れてしまっている人が多いのです。本当の自分は、どこか別のところにあるように思ってしまうのです。

本当のあなたは、今、そこにいるあなた。あなたは、今のままでとてもすてきです。

あなたの人生は、あなたが選んだように進んでいるのです。それは、あなたにしかできなかった、あなたが主役の人生ドラマです。

少しつらい役どころも、あなたの魂《たましい》を輝かすためのシナリオです。あなたは、それを忠実に演じて、人生の課題をこなしてきたのです。

忘れていた自分を思い出して、自分の中から湧《わ》き上がってくるワクワクする気持ちをすくい上げましょう。それができたなら、あなたは自分の人生を全面的に受け入れることができるはずです。

ワクワクする気持ちが、あなたのやる気を復活させるのです。

そのためのきっかけとして、CDのトラック1「海の浄化《じょうか》瞑想《めいそう》」で瞑想をするといいでしょう。子どものころの真っ白な自分を思い出し、あなたの魂の原点を見つけることができるでしょう。

前述のT子さん、そしてM子さんも、浄化瞑想を始められてから、自分が自分らしい人生を生きていたことを再認識されたのです。

本来の自分らしさと自信を取り戻してからというもの、深い満足感を持って生きていけるようになったと語ってくれました。

疲れているけれど、私はまだ生きている

「どうしてこんなに疲れているんだろう。もう限界だ」

あなたは、こんなふうに言いながらも、毎日をがんばっている人ですか？　過酷《かこく》な現実の中でも人生を投げ出さないで、毎日をただ生真面目《きまじめ》に生きているのですか？

社会で認められなくても、あなたは毎日、決まった時間にある場所で自分に課した仕事や作業をこなしている。そんなあなたを、私はだれよりえらいと思います。

人間の体力、精神力の限界まで、仕事や家事に向き合っている。そんな人を見るにつけて、私は愛《いと》おしく思うのです。

あなたが、仕事をバリバリとこなすキャリアウーマン（あるいはビジネスマン）であったとしても、子どもたちの面倒を見ている専業主婦であったとしても、毎日の作業を滞《とどこお》りなくこなしていくのは並大抵《なみたいてい》のことではありません。

余裕を持って楽しみながら仕事ができるようになるまでには、たくさんの汗と涙が必要です。でも、本当に疲れてクタクタになってしまうと、涙すら出なくなって、最後には泣くことも、笑うこともできなくなってしまうのです。

私も、初めて社会人になったとき、働くということは本当に大変なことだと思い知らされました。

私は、最初、薬剤師として病院に勤務しました。働きに出る前は、白衣に身を包み、かっこいい自分をイメージしていました。しかし、働きだしたらすぐに、そんなイメージは消え去っていきました。

薬剤師としての知識はあっても、実践力、そして適応力のない私は、職場で足手まといだったに違いありません。毎日が緊張の連続で、それがストレスとなってだんだん積み重なっていきました。

しかも、早朝の掃除から始まって、夕刻になるまで、ずっと立ちっぱなしです。心だけではなく、体までも悲鳴を上げていました。

また、調剤だけではなく、アルミケースに一つひとつパックされた薬をばらし、ばらした薬を再度、患者さんのために個別に一包にまとめるのも、私の仕事でした。

この作業は、少しなら楽しいものですが、1時間も続けると苦行に変わっていきます。薬をばらす際、爪《つめ》と爪との間にアルミが入り、指先が傷ついて血がにじんできます。半月もたつころには、私の指のほとんどにバンドエイドが巻かれていました。

ゴム手袋をはめて、熱湯で塗り薬の容器を洗うときなど、体中から汗が噴出してきて意識が遠のきそうに暑いのです。帰宅すると、疲れ過ぎていて食事ものどを通らず、そのまま寝入ってしまう日もありました。ただ、病院と家を往復する毎日です。

元旦の休日出勤も新人の役割です。人気《ひとけ》のない病院に、お正月の華やかさはありません。自分が社会の駒《こま》の一つとして、ただ動かされている気持ちになりました。

なんだか妙に空しくて、心が沈んでいきました。そんな沈んだ私の心に、つんざくような悲鳴が飛び込んできました。

「行かないでぇー。いやーっ。戻ってきてー」

悲鳴にも近い女性の声が、人気のない病院の廊下に響き渡りました。バタバタと走る音、パタパタととびらが開けられ、閉まる音に混じって、泣き叫ぶ声の異常さに、私は凍ったようになりました。調剤室に一人でいる私の耳に聞こえるその声は、次第に泣き声となり、長く尾を引くようにいつまでも聞こえてきました。

どのくらいの時間がたったでしょうか。その声は、一瞬途切れたと思うと、次の瞬間、張り裂けんばかりの号泣に変わりました。聞いたこともない恐ろしい声でした。

声は、最初の意味のない音から、

「お願いです。お願いです。なんでもします。助けてください」

と何度も何度も、同じ言葉をくり返すのです。

「お気の毒ですが……」

ドクターとおぼしき男性の沈んだ声。それを打ち消すように、声は響いてきます。

「なんとかお願いします。私と代えてください。生き返らせてやってください。私の命をこの子にやってください」

半狂乱になって泣き叫ぶのは、子どもを亡くした母親の声でした。絞り出すようにむせび泣く声は、切なく悲しく、そして空しく宙を舞っているのです。

そこにいるドクターも、ナースも、言葉を失い、ただ呆然《ぼうぜん》と立ちつくしています。

声は嗚咽《おえつ》に変わり、次第に途切れ途切れになって、やがて静かになりました。

「こんなにボロボロになってねぇ。冷たかったやろねぇ。苦しかったやろねぇ」

子どもを慈《いつく》しむ優しい母の声でした。

まだ幼い5歳の女の子は、川に流されて死んだのでした。救急車で搬送されるときにすでに息はなく、母は気も狂わんばかりに子どもにしがみついていたといいます。

「お母ちゃんが温めてあげるから、もうおうちに帰ろうね」

かすれた小さな声でした。

子どもの小さな遺体は、毛布にくるまれて、母の胸に抱かれていきました。

私は、体が震えてなりませんでした。行き場のない気持ちを抱えたまま立ち去ってゆく母親の胸のうちを思うと、人生の儚《はかな》さを感じずにはいられなかったのです。反面、こうやって普通の毎日を送っている自分は、なんと恵まれた境遇であろうかと思い直したのです。

仕事がつらいと言えるのも生きているから言えること。今日、人生を終えてしまったあの子は、もう何も感じないで、動かない塊《かたまり》と化してしまったのです。心につまっていたいっぱいの夢も、何一つ実現されることなく、川に流されていったのです。

私はまだ、人生の舞台に立っています。しかも、じゅうぶんな若さと元気を持って。それなのに、毎日に不満ばかりを言って、疲れを倍増させていたのです。不遜《ふそん》でわがままな自分と、流されて逝《い》ってしまった女の子のことを考えると、自然に涙があふれてきました。

疲れているけれど、私はまだ生きている、という強い気持ちが芽生《めば》え始めていました。

夢を実現している自分に気づこう

忙しい毎日に埋没《まいぼつ》していると、生きるという喜びを忘れてしまいます。変わり映えしない毎日に飽き飽きして、なんだか疲れた気持ちで毎日を過ごしてしまいます。

しかし、前述のような体験をすると、今、生きていること、毎日を普通に送れることのありがたさに気がつくのです。

好きで始めた仕事なのに、なんだか息切れしている。何かに急《せ》かされるように毎日が過ぎて、乗り切ることで精一杯。一日が終わると、「やれやれ今日もやっと終わった」とベッドに倒れこむようにして眠りに落ちる日々。

こんな日常を送っている人に「幸せな瞬間は?」と聞くと、たいてい、夜ベッドに入って眠る瞬間だと言います。そして、その願いも、「もっと眠りたい」なのです。

いつまでこんな日々が続くのか、仕事なんかやめて結婚してしまおうか、でも相手がいないなあと、抜け道のない現実に呆然とする方もいます。

私の知り合いに、外資系の会社でバリバリ働く20代後半のR子さんがいます。堪能《たんのう》な英語力を活かした希望通りの仕事を手にしたものの、深夜に及ぶ残業の日々で、気力は低下の一方だと言います。楽しかったはずの海外出張も、今では苦痛にしか思えません。長年つき合ってきた恋人とも別れ、心も体もからっぽなのです。

「私は、何をしたかったのかしら?」

こうつぶやくR子さんからは、以前の輝きがすっかり消えてしまいました。輝きどころか、生気がまったくないのです。若い女性ならではの美しさが、まったく感じられなくなっていました。

「自分がなんだったかを忘れちゃったのね」

と私が言うと、驚いたように、

「えっ？　私は、なんだったの？」

と聞き返してきました。

「あなたはね、小さいころから好奇心が旺盛《おうせい》で、どこでも行きたがって、なんでもしたがる子どもだったわよね。大きくなったら、世界中を回るんだって言って、大人をびっくりさせたものよ。私だって、こんな小さな子どもが将来をしっかり見据《みす》えているんだって感心していたわ」

「そうだったかもしれないけれど、あのころは夢をいっぱい持てたのよ」

「今は？　あなたは今、その夢を実現したのじゃないかしら？」

「そう言われると、そうなのよね。でも忙しすぎて、自分を認識する暇がないの」

そうなのかもしれません。忙しい毎日を生きていると、人は自分がなんであったのか、自分が何を求めていたのかを、思い返す時間などありません。本当は、キラキラ輝く魂を持って生まれてきたことをすっかり忘れているのです。

だれでも、どんな人にでも、幼いころに夢見たこと、好きだったことがあるはず。自分の原点にときどき帰ってみることは、とても大切です。あのころの自分を思い出せば、今の自分にもっと自信が持てることでしょう。

私は、そんなR子さんに「海の浄化瞑想」を勧めました。

海の浄化瞑想は、真っ白な自分に戻り、やる気を生み出すワクワクした気分を作ってくれます。

すると、瞑想をした直後から、R子さんは以前の輝きを取り戻したのです。今の自分は、自分の望んだ自分であったことを思い出したというのです。そのうえで、今ある現実を楽しんで受け入られるようになったということでした。

若かったころの私の経験も、今になって思えばかけがえのないすばらしい人生の一コマだと、私自身も思えるようになりました。

あなたが歩んでいる道は、困難な道であっても、それは意味のあること。あなたの魂がみがかれるためのプログラムです。逃げないで受け止めましょう。道は、そこから広がるのです。

「海の浄化瞑想」で、あなたの原点に帰りましょう。

2 傷ついているあなたへ

もう我慢しなくていい

CDトラック2・「波の浄化瞑想」を聴きましょう

すべてを洗い流して受け止める

あなたは自分の存在に自信が持てますか？　あなたの心は満たされていますか？　あなたのしていることは、じゅうぶんに評価されていますか？　そして、あなたがいることでだれかが喜んでくれていますか？

人が生きていく力を継続させるには、どこかで報われることが必要です。あなたがしていることにだれかが応《こた》えてくれる、喜んでくれる。そういった報いの氣《き》が動くと、あなたの中にエネルギーが満たされて、元気に生きていくことができるのです。

たとえば、あなたの行動が報いられることがなく、一方的にエネルギーを出しているだけだとしたらどうでしょうか？　これは、悲しいことですね。片思いのようなエネルギーの一方通行では、流れ出るばかりで、自分はだんだんからっぽになっていくことでしょう。

あなたのエネルギーが、だれかにきちんと届いて戻ってくると、氣は渇《か》れることがありません。これは損得計算の話ではなく、エネルギーが順調に巡る宇宙の規律の話です。

でも実際、いい人はエネルギーを出す一方のことも多いですね。恋人のために尽くすこと、会社のために誠心誠意働くこと、家族のために身を粉《こ》にして動くこと。どれをとっても、とても美しい人間の姿です。こんな人が幸せになり、大きな成功を手にしてほしいと思います。

ところが、実際には、悪い人ほど成功し、チヤホヤされるということもあるのです。

たとえば、大恋愛の末に結ばれたのに、夫が浮気をするということはよくあることです。その理由は、奥さまにない魅力を愛人が備えているからでしょう。

あるとき私は、愛人を次々に作る男性に聞いてみたことがあります。

「奥さまに悪いと思わないの？」

「どうして？　家庭を壊すつもりはないよ。ただの浮気だよ」

「なんのために浮気をするの？」

「自分の気力とやる気を高めるためさ。彼女といるととても元気になれるんだ。ぼくが仕事で成功すれば、家族も幸せになれるんだからいいんだよ」

この理屈は、かなり身勝手ですが、なるほどと思うところもあります。

愛人といると元気になる。それは、愛人にエネルギーが満ちているからです。奥さまよりも、ずっとたくさんのエネルギーを持っているのです。

愛人がたくさんのエネルギーを持っているという理由がわかりますか？　女性は家庭の主婦になった途端、多くの雑事に追われます。まして子どもができれば、さらに自分をなくして、家族のために愛とエネルギーを捧げることになるのです。

それを、家族は当たり前のように受け止めます。そうして、主婦の「報われ度」は、きわめて低いものになっていくのです。

だからといって、家族のためのエネルギーを出し惜しみしなさいと言っているわけではありません。自分のためのエネルギーを、じゅうぶんに留《とど》めておいてほしいのです。からっぽになってしまっては、せっかくの魅力が半減してしまうからです。そのうえ、夫を愛人に盗《と》られるなんて許せません。

Hご夫妻が、長年の結婚生活に終止符を打った理由は、ご主人に愛人ができたからでした。しかし、この愛人は、奥さまよりも年上で、特別美人でもないのです。しかし、エネルギーにあふれていて、いっしょにいるだけで、気持ちが安らぐオーラを放っているような人でした。

当初、私は奥さまに同情的でした。しかし、エネルギーの違いをはっきり認識できると、この状態ではご主人の気持ちを変えることは難しいと思い始めました。

離婚の話が進むにつれて、奥さまの精神状態は、とても悪くなっていきました。それにともなって、子どもが非行に走り始めました。それが、家庭内暴力に発展し、子どもが引きこもりになるのに時間はかかりませんでした。

このとき、すでにご主人は愛人と暮らし始めていて、奥さまは一人でこの過酷《かこく》な現実と立ち向かうことになったのです。

彼女の肩を抱いて癒《いや》してくれるご主人はいません。そのうえ、子どもまでもが、彼女を標的として憎悪と暴力をぶつけたのです。

「もう、死んでしまいたい……」

私の前で泣き崩れた奥さまは、生きる力をすっかり失っていました。

シクシクと長い時間泣き続けていた彼女の声が号泣になったかと思うと、ピタリと

やみ、おもむろに顔を上げました。そして、

「もう、全部忘れたいの」

と言ったのです。彼女のズタズタになった心からの言葉でした。

彼女の心の傷を癒すには、波のエネルギーが必要でした。波はすべてを浄化し、新たなる流れを作り、もう一度よみがえるためのエネルギーを生み出します。

「波の浄化瞑想」は、人生をリセットし、新たなるエネルギーを吹き込むには、とても有効なものです。

「波の浄化瞑想」を始めてからというもの、奥さまはすばらしい速さで、すべてを断ち切り、新しい第一歩を踏み出したのでした。それからの彼女の人生が、喜びに満ちたものになったことはいうまでもありません。

彼女は、すべてを洗い流すことで、すべてを受け入れたのです。その心の浄化作用によって、すべてのマイナス現象は消え去ったのです。

結局、離婚は避けられませんでしたが、今、彼女は心から、自分の人生を楽しめることに感謝していると言います。

「あのまま家庭の主婦だったら、今の人生はなかったのね。元夫に大感謝だわ」

そう笑う彼女の隣には、一番の理解者であるパートナーがやさしくほほえんでいま

した。

感動する気持ちを取り戻そう

我慢している人は、ときとして気高《けだか》く美しく映るものです。人の犠牲になることをいとわない人は、大きな心を感じさせます。それが、喜びを伴っての行為であるならば、魂《たましい》はますます輝くことでしょう。

しかし、自分が我慢をしているという意識が少しでも働くうちは、逆に魂を曇らせてしまいます。我慢は氣《き》の流れを阻害《そがい》し、ネガティブなエネルギーをため込む原因になります。無意識のうちに心を傷つけ、マイナスの感情を呼び寄せることもあります。

心の奥深くにいったん留まったマイナスの記憶は、簡単には流れないで、長い年月を経て、何かの拍子に顔を出してエネルギーの流れを止めることがあります。

先日、50代になる男性が真顔になって、私にこんな話をしてくれました。

小さなとき、自分は親にかわいがられなかったと言うのです。よく聞いてみると、母親の気持ちが一時的に、生まれたばかりの弟にいっただけのことです。そのわずかな期間の寂しさが、その男性の中にマイナスの記憶としてずっと残っているのです。だれかが何気なく言った一言でも、その言葉に傷ついて、いつまでも根に持つ人もいます。人の心は、本当にデリケートに作られているのです。

感性の高い人ほど、人の心の動きを敏感に感じ取ってしまうので、傷つくことも多いのでしょう。何を言われても気にならない人は、大らかな反面、人の気持ちがわからない部分があります。どちらがいいとは、一概に言い切れませんね。

でも、傷つきやすい人は、そのまま生きていくことは困難です。心がズタズタになってしまってからでは、どうにもならないこともあるからです。

心がズタズタになると、自ら感じることを止める機能が働きます。そのため、傷つきやすい人ほど、次第に無感情に変わっていくようです。

無感情は自らの防衛反応なのだから、仕方ありません。しかし、無感情、そして無感動になると、人生の楽しみがまったくなくなっていくことでしょう。

無感動な人間になる前に、ネガティブなエネルギーを、すっかり洗い流しておきましょう。あなたの心に、感動というサラサラと清い水の流れを取り戻すのです。

泣くことでつらさは和らぐ

私の友人に、中国人のKさんがいます。

彼女は、気丈《きじょう》で、負けず嫌い。自分の力で人生を切り開いていくタイプです。Kさんにとって、人生は勝ち負けです。

北京《ペキン》大学を優秀な成績で卒業し、中国ではアナウンサーとして働いていましたが、ある日、ご主人ががんになってしまいました。とても深刻な状態でしたが、なんとか救ってみせると決心し、膨大《ぼうだい》な治療費を得るために日本で働き始めました。

来日した彼女が選んだ職業は、ホステスでした。簡単にお金になると思って選んだ職業でしたが、夜の酒場で働くことは、彼女にとってつらい経験のようでした。

体を触られることは、日常茶飯事です。ときには、物陰に連れ込まれて服を脱がされたこともあったようです。

しかし彼女は、大切なご主人と実家に預けたままの子どものために、必死で働きました。日本で稼がなくては、大きなお金を作ることができないと、きっぱり言い放つ彼女の印象は、以前と変わらない強くて明るいものでした。

その後、ご主人の容態が思わしくなくなって、彼女は、頻繁に中国に帰るようになりました。それと同時に、目に見えてやつれていったのです。

「ご主人の様子はどうなの？」

「痛みがひどくて薬でもなかなか治まらないの。だからもう、何かで痛みを紛《まぎ》らわせるしかないのよ。夜は、私が裸になって病院のベッドに忍びこんでいるの。すると、少しの間だけ気が紛れて眠れるの」

彼女は自分の体を張って、ご主人を慰《なぐさ》めているのでした。

「その体を、また日本のおじさんたちに触られるのよ。いくら私でも、ちょっと悲しいわ」

そう言われたとき、私には返す言葉は見つかりませんでした。

そうこうするうちに、ご主人はとうとう帰らぬ人となってしまいました。

中国の慣例では、親族が集まるまで、病院の霊安室に遺体を冷凍保存するそうです。その遺体と再び対面した夜、彼女からの長いメールが私の元に届きました。

《3日ぶりに冷凍庫から出てきた彼に、私はどうしても触れることができないでいるの。

目の前に横たわっている肉体は、まるで冷凍肉のようで、室温に戻るに従って、凍《い》てついた表面からジワジワと水が吹き出てくる。私が世界で一番愛したはずの彼。気持ちは変わらず彼を求めているのに、私を暖かく激しく包んでくれた肉体は、どこにもない。

窪《くぼ》んだ目、削《そ》ぎ落とされた頬《ほお》。

まだ38歳だというのに老人、いや骸骨《がいこつ》のようになってしまった顔。

彼にもう一度頬ずりしたい。体中を触って、なでてあげたいのに、私はそれがどうしてもできないでいる。

父が亡くなったとき、私は、冷たくなった顔や手をなでまわしたではないか。遺体に覆《おお》いかぶさるように抱きついたりもした。そのときは、ちっとも怖くなかったのに、今はどうしてこんなに怖いのだろう。

だれよりも、よく知っているはずの夫だというのに。

私がただ黙って立っているので、私の兄弟たちや親戚《しんせき》も、ジッとうつむいている。なじみの看護婦が、「さぁ」と促すようにこちらを見ているのに気がつかないふりをして、私は両手で顔を覆って、その場にうずくまった。背中にだれかの手を感じたけどうっとうしいだけだった。

もう、ほうっておいてちょうだい。今すぐに、このおぞましい現実を消してちょうだい！

初めて逃げだしたいと思った。この6年の間で一番つらい一日。

肉体が消滅してしまうということのつらさを、私は今になってわかったのだ。

3日前までは、動いていた体が、ただの肉塊になってしまう恐怖。それは想像以上のことで、私は素直に受け入れられないでいる。

彼を失ったということは、彼の肉体を失うということだったのだ。私と彼は、はからずも肉体を通してつながっていたのだ。

今、私は、ただただ彼に起き上がってもらい、私を抱いてほしいと願っていた。筋肉のいっぱいついたたくましい腕で、しっかりと抱きしめてほしいと思っているのだった。

私は、温かい彼の体を思い出している。彼が、こんな枯れ木のようになってしまうまでの6年間。それは、とても長く思えるけれど、あっという間だったようにも思える。

私の人生は、どうなっていくのだろう。

彼がいない人生なんて……》

文章はそこで途絶えて、空白が続いていました。とても心配になって、パソコンの画面を下までスクロールしていくと、「P.S.」とありました。

《P.S.
読んでくれてありがとう。だれかに聞いてもらいたかったの。
メールを打ちながら、溺《おぼ》れるくらい涙を流したわ。
もう、大丈夫。心配しないで。
今度逢うときは、笑顔だよ♪》

彼女の心にうっ積していたすべてのものを、涙が流してくれたのでしょう。どうにもならないことを、涙で決別する潔さに、私は心を打たれました。

我慢しないで、ありのままの自分でいたらいいのです。そうすれば、いつも清らかなエネルギーが流れ続けます。涙は、あなたのつらさを和らげてくれるはずです。

「波の浄化瞑想」で、心を洗い流しましょう。

3 疲れきっているあなたへ

たまには自分を大切にしよう

CDトラック3・「森の浄化瞑想」を聴きましょう

がんばっている人に天は味方する

がんばっているあなた。困難な出来事にも逃げないで、果敢《かかん》に戦っているあなた。もし、そんなあなたが近くにいたら、私はそっと手を握ってあげたいと思うのです。

どんなに強く見える人でも、弱い部分があるものです。でも、泣き言を言えない立場であれば、その弱さを包み隠すしかないのです。だれにも自分の不安を語ることなく、健気《けなげ》に明るく振る舞っている。そんな人に私は、たとえようもないほどの美しさを感じます。

やさしい人や能力のある人は、自分のことはあと回しにしてしまう傾向があります。心と体が悲鳴を上げているのにも気づかないで、がんばれるまでがんばるのです。そんな人は、強くて倒れないのだと周囲の人たちが過信しているものですから、ますます弱い自分を見せられなくなっていきます。

K子さんも、そんな人の一人でした。がんばり屋さんで、だれにでも優しくて、笑顔を絶やさない美人の彼女でしたから、いつも周りには人がいっぱいでした。きれいに手入れがされた見事なお庭でのK子さん主催のティーパーティは、みんなをとても喜ばせていました。お誕生日には、彼女から花束と手作りのケーキが届きます。自分が何かをしてもらうと、筆でしたためたお礼状を必ず出すという、パーフェクトな女性でした。

そんな彼女ががんであることがわかったのは、40歳のときでした。

難しい状態だとドクターに言われながら、手術を受けただけに、経過は決していいものではありませんでした。しかし、K子さんは、痛みと体の不自由さと戦いながらも、以前と変わることのない状態を保とうと懸命な努力をしていたのです。

笑顔でやさしく人と接するのですから、健康状態は回復したものと、周りの人たちは思っていました。子どもたちも安心していましたし、ご主人は状態を知りながらも、病気であることを忘れそうになったといいます。

彼女は、苦しみを一人で抱えていたのです。

そんなある日、K子さんから私のもとに、折り入って話がしたいと電話がありました。そして、アフタヌーンティーを楽しめるホテルのティールームで会う約束をしたのです。

私たちは、昼下がりの時間、スコーンやクッキーを食べながら、とりとめもないおしゃべりするのが大好きでした。だから、K子さんと会ったその日のことを、今でもはっきりと私は思い出すことができるのです。

ティーカップを持ったまま、何気ない会話の続きのように、K子さんは言ったのです。

「それでね、私はもうだめかもしれないの。だから、お願いがあるの」

「何がだめなの？」

何のことだかは、私にはよくわかっていました。でも、私はそんなことしか言えませんでした。

「だから、最初から言ってたでしょう。もうだめだという前提のもと、私は毎日を過ごしていたのよ」

「そんなこと、急に言わないでよ。まだ可能性はあるんだから」

「急じゃないわ。まだ時間はあるの。でも、がんばってがんばって、ほほえんでいられるのは、もう少しかもしれない」

「痛いの？」

「ずっと、痛いし苦しい。でも、まだなんとか我慢できる。どう見える？」

「どうって……。そんなに痛くて苦しいなんて、わからなかったわ。今も変わらず、とってもきれいよ」

「ふふふ、きれいだなんてもうどうでもいいの。きれいになりたいというのが、最大の望みだったなんて、ずいぶん幸せなことだったのよね」

「まだ我慢する気なのね」

「そう。だってみんなの記憶に残る私が、『痛ーい！』と叫んで暴れる私の映像だなんて、考えただけで悲しいわ。だからね、教えてほしいの。最後まで、私らしく毅然《きぜん》としていられる方法を」

「わかったわ。あなたは、最後まで美しく生きるのね」

それからも、家族の食事作りを、K子さんは車椅子《くるまいす》に乗って続けました。どんなときでも気持ちを乱すことなく、ほほえんでいたのが思い浮かびます。

パーフェクトなままでの自分らしさを持ったまま、人生を完結できたのは、本当にお見事でした。医師の予想をはるかに超えて彼女が元気でいられたのは、どうしてだったのでしょうか。

家族や友人の力もさることながら、きっと森の精霊と花の精たちが、K子さんを包み守っていたのではないかと思うのです。

がんばっている人には、自然界からの大きなエネルギーが味方します。森のエネルギーはあなたを優しく包んで癒《いや》します。あるがままの自分になって、体の力を抜いたとき、大きく暖かい森の気に包まれるのが感じられることでしょう。

一番大切なのはあなた自身

Uさんは、自分を忘れて、限界までがんばる男性です。

人から何かを頼まれると、絶対に嫌とは言わず、なんでも引き受けてしまいます。後輩の面倒から、同級生からの頼まれごと、家族、親兄弟、親戚《しんせき》まで、すべてを受け止めてしまいます。そのためでしょうか、Uさんはいつもだれかのために走り回っているのです。

周囲の人たちから信頼を受けている分、期待に応《こた》えなくてはというUさんの切迫したような思いが、私には感じられました。

自分の信念を変えることなく、Uさんは一生懸命に毎日を過ごしていました。こんなにいい人には、きっと神さまはごほうびをくださるに違いないと、だれもが思っていました。

ところが、Uさんの善意にそむくような現象が起き始めたのです。結果としてUさんは、困った情況に陥《おちい》ってしまいました。

たとえば、お金を貸した後輩と連絡が取れなくなってしまったり、兄弟が警察ざたの事件を起こしたり、婚約者が事故を起こしたり……。挙げ句の果てには、親が病気になって手術代を工面しなくてはならなくなったりと、次々とトラブルがやってきました。Uさんの周囲にいる人は、だんだん不幸な人ばかりになっていきました。

Uさんのとても親しい友人と、この状況について私が話をしました。すると、彼女は私が驚くようなことを言うのです。

「Uさんは、とてもいい人だからこそ問題なのよ。

だれにでも、『なんでも任しとき!』って態度で接するから、みんながつい安易に頼んじゃうの。

その結果、うまくいかないこともあるわよね。するとね、みんなUさんのことをうらんだりするの。『なんだ、うまくいかないじゃないか』ってね。うまくいかなかったのは、自分の問題なのに、Uさんのせいにしちゃうの。すると、Uさんも自分のことのように申し訳ないと謝るのよね。おかしいでしょ？　Uさんは、もしかしたら人をだめにしちゃうかもね」

なるほどと、私は深く納得してしまいました。今、Uさんの周りで起こっていることは、実はUさんに対する警鐘《けいしょう》なのかもしれません。このままでいけば、Uさんも周りの人たちもだめという警鐘です。

次にUさんに会ったとき、「ほかの人の人生まで抱え込んじゃだめよ」と、私は伝えました。他人のためにいっしょに歩いてあげることは尊い行為ですが、人を背負って歩くほどの親切は、結局はその人のためにもなりません。Uさんにとっても、危険な行為です。

そう言うと、Uさんはじっと考え込んでいましたが、深く大きなため息を一つつきました。同時に、ハラハラと涙をこぼし始めたのです。涙は次から次とあふれて、唇までも濡《ぬ》らしていきました。

「その涙はどんな味がする？」

「苦いです」

「涙が甘くなるまで泣いたらいいわ。あなただって疲れていたのよ。自分にもやさしくしてあげてね。今度は、あなた自身を癒す番だわ」

Uさんは、声も立てないで静かに涙を流し続けました。自分を癒すことも、本当はとても大切なことなのです。

自分にやさしくできれば、人にもやさしい気持ちが湧《わ》いてきます。

あなたが、一番大切にしなくてはいけないのは、あなた自身なのです。

「森の浄化瞑想」で、あなたを大切に癒してあげましょう。

私は、Uさんに「森の浄化瞑想」を勧めてみました。

その日から、Uさんは瞑想を行ったといいます。すると、とめどもない涙があふれてきて、自分の心身が限界まで疲れていることにあらためて気づいたそうです。どうして自分はこんなにも他人のためにくたびれているんだろうかと、自分自身を愛《いと》おしく思う気持ちが込み上げてきました。

今、Uさんは立ち直りました。他人のために汗をかきつつも、浄化瞑想によって自分を大切にすることを教えられたといいます。

4 他人をうらやむあなたへ
執着やねたみを燃やそう

CDトラック4・「炎の浄化瞑想」を聴きましょう

あなたはもっとすてきになれる

人のことをうらやましく思うことは、だれにだってあります。ただ、その思いが強すぎると、自分への不満となり、自分を卑下《ひげ》することになってしまいます。すてきな人を見たときに、目標として認識するか、ライバルとして認識するかの差なのかもしれませんね。

J子さんは、とても勝気で、自分が一番でないと気にいらない性格でした。常に一番であるということは、とても難しいことです。しかし、彼女はいつも自分が一番でないと気に入らないのです。

彼女は、実際、美人でスタイルもよく、そのうえ頭の回転も速いため、だれもが注目する存在でした。いつもみんなが自分を賞賛することが当たり前のように思え、態度もやや傲慢《ごうまん》なところがありました。

そんなJ子さんですから、たくさんのボーイフレンドがいました。そして、その中の一人、H君と結婚を前提におつき合いを始めました。

彼女がH君を選んだのは、自分を一番大切に扱ってくれるからです。J子さんをお姫さまのように崇《あが》めるH君にとっては、天にも舞い上がる気持ちだったでしょう。

二人の交際は順調に進み、お互いの家族を紹介することになりました。

J子さんには、いっしょに住んでいる4歳違いの妹がいました。妹さんは地味な印象の女性で、J子さんとはあまり似ていません。20歳になるまで男性とつき合った経験がないというのは、J子さんにとって信じられないことでした。

「妹はきれいじゃないし、全然モテないの」

J子さんは、こんなふうに妹さんのことをよく口にしていました、

「えーっ、信じられない。あなたの妹なのに？」

と、周囲の人たちが必ず言ってくれるのが、彼女にとって快感だったのです。

妹さんをH君に紹介するときにも、前もってこんなことを言っていました。

「びっくりしないでね。妹はとってもダサいのよ」

ところが、人生には不思議なことが起こるものです。H君は、妹さんをとても気に入ってしまったのです。気に入ったというよりも、一目惚《ひとめぼ》れです。

いつしか、J子さんに内緒で二人で会う関係になりました。自分が本当に求めていたのは、妹さんのような人だったのだと、H君は確信するようになったのです。

妹さんも、初めて会ったときから、H君に惹《ひ》かれるものを感じていました。お互い、J子さんのことを頭によぎらせながらも、恋に落ちていくのに時間はかかりませんでした。そして二人は、一夜をともにすることになったのです。

その晩、帰ってこない妹と連絡のつかないH君にJ子さんはイラついていました。気がつけば朝日が昇り、お昼過ぎになって、妹さんがやっと帰ってきました。

「どこでだれといたの！」

J子さんの剣幕に、妹さんはあっさりとすべてを白状したのです。あまりのことに俄《にわか》には信じられず、呆然《ぼうぜん》としているところに、H君から電話が入りました。話したいことがあると言います。

J子さんは、その電話に向かってありったけの憎悪の言葉を投げつけました。しかし、それで気が治まるものでもありません。

1時間後、H君と会った瞬間には、大勢の人がいる前で彼に平手打ちをくらわせました。そして、「今すぐ土下座《どげざ》して謝れ！」と、怒鳴りちらしました。

言われるまま、H君は路上に座り込み、頭を地面にすりつけるようにして土下座をし、じっと耐えていました。こんなことがあっても、J子さんはH君のことをとても愛している自分に気がつきました。今すぐ、彼を許す気持ちにはなれないものの、一方で彼と別れる勇気もないのでした。

すべての選択権は、自分にあると思っていたJ子さんでしたが、H君の口から出た言葉は意外でした。妹と結婚したいと言うのです。

「結婚は、私とするんじゃなかったの？」

混乱する意識の中から、フツフツと憎悪と嫉妬《しっと》の感情が吹き出てきました。J子さんは、嫉妬の鬼《おに》と化していたのです。

「妹とは、絶対、結婚させない。どんなことがあっても邪魔してやるから」

そう吐き出すように言うJ子さんを、H君は悲しそうに見つめているだけでした。

その日、半狂乱になってH君と妹さんを責め続けたJ子さんは、自分が敗北したことを確信しました。もう、H君を取り戻すことはできません。でも、嫉妬の炎を消すことができず、苦しみ続けたのです。

嫉妬が、これほどつらいものであることを初めて知ったＪ子さんは、心身ともに憔《しょう》悴《すい》し、次第に引きこもるようになってしまいました。体調が悪いからと休職願いを出していた会社には、復帰の目処《めど》がたたないことを理由に、自ら辞職願いを出しました。それは、Ｈ君との別れから４カ月ほどたったころのことでした。

彼女の心を今もって占領しているのは、Ｈ君への執着でした。嫉妬の気持ちがそこに混じって、それは大きなネガティブなエネルギーとなって、彼女の心を暗く縛《しば》っているのです。大切な彼と妹さんを失った悲しみなら、時間とともに薄らいでいくものですが、憎悪や嫉妬の感情は、なかなか鎮火するのが難しいのです。

一年たってもまだ気持ちが治まらず、なかなか新しい一歩を踏み出せないでいるＪ子さんと私が、山間《やまあい》の小さなホテルで一晩過ごしたときのことです。大きな暖炉《だんろ》には、近くの山から切り出した薪《まき》がくべられて、赤い炎を燃え上がらせています。

「ほら、あなたの心がここにあるわ。全部、燃やしちゃいなさいね」

と私が言うと、Ｊ子さんはすべてわかったようにうなずきました。それと同時に、彼女の目からはハラハラと涙があふれ出しました。

その晩、彼女と私が交わした言葉は、とても少ないものでした。長い時間が流れて、しらじらと闇《やみ》が薄れ、ほのかな朝の光に変わるときまで、私たちは、ただただ炎を見つめていたのです。

「もう、すべてを燃やしちゃったわ。すっきりした。体が軽くなったわ」

Ｊ子さんの表情は、とても穏やかで神々しいものに変わっていました。一年前の少し傲慢なところのあったＪ子さんより、はるかに美しい女性に変身していたのです。

「あなたが、もっとすてきなあなたになるために、あんなことが起こったのね」

「ありがとう。あれは、全部、自分が作り出したことだったのね。だれかと比較するとか、一番になるなんて、そんなものはどうでもいいことだったんだ。いろんなものが吹っ切れたようだわ。執着するなんて自分で自分を苦しめるだけね。もっと早く手放せばよかったわ。私、これからは何が起こっても大丈夫な気がするわ」

「そうね。あなたの魂《たましい》が輝いているのがわかるわ」

このときのＪ子さんのほほえみを、私は今でもはっきりと思い浮かべることができます。苦しんだ末にたどりついた平穏な境地が、モナリザにも似た微笑となって現れたのでしょう。

私がＪ子さんに行ったのは、「炎の浄化瞑想」の変形バージョンです。

だれかをうらやむこと、ねたむこと、執着することは、エネルギーを濁《にご》らせます。それが、あなたを息苦しくさせる最大の原因です。

あなたの心にそんな感情がよぎったら、「炎の浄化瞑想」で残らず燃やしてしまいましょう。

別れの涙は美しい

人生において、別れはつきものです。さまざまな場面で別れはあります。学校を卒業して、離ればなれになる別れ。失恋による別れ。離婚、死別……。数え上げたらきりがないほど、人生は別れの連続です。

そして、別れの数だけ出会いもあります。人生は出会いと別れのくり返しなのです。

別れによる悲しみは、この先、会えなくなることの喪失感《そうしつかん》からくるものでしょう。自分の心を占めていた存在がなくなって、ぽっかり空いてしまった空白を埋められずに、悲しみの感情があふれるのです。

恋人と別れたあとには、彼とのすてきな想い出ばかりがよみがえり、涙となって、とめどもなく流れます。

実は、失恋による涙は、とてもすてきな涙なのです。その人を今でも好きだから、涙が出るのです。自分から切り出した別れであっても、相手から切り出された別れであっても、「好き」の気持ちが残っていると、涙で溺《おぼ》れそうになるくらい泣くことがあります。

こんなことなら、別れずにいっしょにいたほうがどれだけ楽かと思うほどですが、新しいスタートを切るために必要な別れもあるのです。

涙も出ない恋人との別れのほうが、本当は悲しいのかもしれません。清々した気持ちで別れたときなどは、それまで二人の間にあった時間が、まったく無駄なものに変わってしまいます。

別れるときにも、相手を愛《いと》おしく思って涙する自分は、とてもすてきなのです。別れの際には、心おきなく涙を流しましょう。それは美しい涙です。魂を輝かせる涙なのです。

嫉妬《しっと》や執着で自分を縛ることは、一番エネルギーを濁らせることです。その感情から生み出されるものは何もなく、自分を一番苦しめるのです。

手放したら楽になるものは、手放してもいいのです。さあ、勇気を持って手放してください。

「炎の浄化瞑想」で、心をすっきりさせましょう。

5 自分を見失っているあなたへ

輝く自分を思い出そう

CDトラック5・「海底の浄化瞑想」を聴きましょう

亡くなった息子の喜びを感じた

自分らしく生きたいと思いながらも、そう生きている人は、とても少ないようです。自分を抑えた生き方をしていると、自分というものがわからなくなり、だんだん自分らしさがなくなっていきます。それは、一見、貞淑《ていしゅく》であるかのように思われますが、無理矢理抑えつけられた魂《たましい》は悲鳴を上げていることでしょう。

福岡で私が行った瞑想コンサートの場でお会いした女性のお話を、ここでご紹介しましょう。

彼女は、コンサートが始まってすぐに涙ぐみ始めました。そして、「海底の浄化瞑想」に移ったとき、大きな涙が一筋の光となって流れ始めました。私は、彼女の流す涙の美しさに、しばし見とれてしまったほどです。

コンサートが終わったあと、彼女は私にこんな話をしてくださいました。

「今日、この会場で、二年半前に亡くなった息子と私は出逢えました。

音楽を聴きながら私が瞑想をしているのに、瞑想をしているのは、実は私ではなく、まるで息子がしているような感覚だったのです。海底の浄化瞑想のときに、それがはっきりわかりました。

海の底に横たわった息子は、海面の光を感じて、とても安心した気持ちでいました。

息子が亡くなったとき、私は、息子が自分の乗る舟の錨《いかり》となって海底に沈んでいるように感じました。そのため、私は海面で舟を浮かべて、一生、息子を見守っていくのだと決めたのです。

海底にいる息子がかわいそうでかわいそうで、自分が楽しむことは許されないと思い、自分を縛って生きていました。

でもね、今日、息子が気持ちよさそうに海と溶け合っているのがはっきりわかったのです。息子の魂は喜んでいました。

それが感じられた瞬間、私も、解放されたのです。自分で自分を縛っていただけだったのですね。

息子が亡くなる直前に、私にこう言ったのですよ。

『わいは、おかあちゃんの笑っているのが一番好きじゃけんね』

これからは、笑いながら生きていくことにします」


周りにいた人たちが、大きな感動に包まれたひとときでした。

陶彩画で知られる芸術家の草場《くさば》一壽《かずひさ》さんの青の作品がぐるりと取り囲む空間でコンサートを行ったことで、海の優しく大きなエネルギーが感じられ、まるでその場に海が再現されているようでした。

青という色は、一番遠くまで届く色です。深海まで光が届いて反射するので青という色になるのです。

心の奥深いところに届くのも、青なのです。自分の本質を見極めていくことで、自分らしい生き方を取り戻すことができるのです。

自分の気持ちに正直になる

「もう、自分がわからなくなったの。だから、死のうと思った」

高校2年生の千秋ちゃんは、2日間、自殺未遂のために生死の境をさまよっていました。この発言は、意識が戻った直後に私に言った言葉です。

千秋ちゃんは、これまでも自殺未遂をくり返してきました。自分がわからなくなったからといって死ぬことはないと、大人であるならば思います。しかし、千秋ちゃんにとって、それは自己喪失《そうしつ》であり、生きていく意味が失われたに等しいことだったのです。

「何かつらいことがあったの？」

「特別にはないの。ただ、自分がこの先生きていくのは、どうしてなのかなって考えたときに、なんの目的も希望もなかったの。友達のように、将来は大金持ちの人と結婚するとか、キャリアを積んで会社を興《おこ》すとかという気持ちにもなれないの。

もちろん、平凡な幸せというのも魅力的ではないしね。こう考えてくると、自分はもう生きていなくていいやって思えたのね」

「そう。だけど、今はどうなの？」

「今はね、自分がここにいる必要があるってわかったから生きていくことにしたの」

「だれかのためにってこと？」

「それもあるけれど、自分のための人生であることを思い出せたからかな」

17歳にして、人生を見据えたような、達観《たつかん》したような、何かが千秋ちゃんからは感じられました。自分の本質を見極めていくことは、年を重ねたからといって自然にできることではないのです。

ただ、漫然《まんぜん》と生きてきて、人生の後半になってから、むなしい気持ちになる人も多いことでしょう。50代になっても、自分の人生はなんだったのかと、後悔の念にかられる人もいます。

あなたは、自分の人生に確信が持てますか？　いつ人生の幕切れとなっても、後悔しないで、「いい人生だった」と思えますか？

人生の将来的なストーリーはだれにもわかりません。だからといって、不安におびえていてもいけないのです。心の満足感を上げておくことは、いつでもできることなのです。

今、この瞬間、あなたの心は満たされていますか？

自分の気持ちに正直に生きている時間は、魂を喜ばせ、輝かせる時間です。そんな時間を多く持つことが、人生の目的です。

そして、その演出はあなた次第なのです。あなた自身でしか、できないのです。今のあなたは、現実と向き合うだけで精一杯なのかもしれません。人生を楽しむどころではないほど忙しく、流されながら生きているのかもしれません。

でも、少しだけ、自分のために静かな時間を持ちましょう。それは、聖なる時間です。あなたの存在が、かけがえのないものであることを、思い出させてくれることでしょう。

本当の自分を忘れてしまっていると、自分らしく生きることはできません。本当の自分は輝く存在です。

「海底の浄化瞑想」で、あなた自身を取り戻しましょう。

6 自信を喪失しているあなたへ
無限の可能性のとびらを開く

CDトラック6・「風の浄化瞑想」を聴きましょう

根拠のない自信を持とう

あなたは、自分に自信がありますか？

自信にもさまざまな種類がありますが、私がお勧めしているのは、「根拠のない自信」を持つことです。「根拠のない自信」ほど、揺るぎなく確かなものはありません。

しかし、「根拠のない自信」についてお話しする前に、まずは「根拠のある自信」について考えてみましょう。

人は、自信には確固たる理由が必要だと思っています。しかも、それが目に見える形で立証されることが、不可欠かのように思い込んでいるのです。だから、自信が持ちにくいのかもしれません。

反対にコンプレックスはどうでしょう。これは、立証される必要もなく、個人個人が勝手に思うことなので、いくらでも膨《ふく》らんでいきます。

そのうえ、コンプレックスは、感情を伴って発生することが多いので、定着するのも簡単です。一旦芽生《いったんめば》えたコンプレックスを消し去るのが難しいのは、感情と合体しているからなのです。

少し前、コンプレックスについて、何人かで討論したことがあります。

たとえば、目が小さい人でも、それをコンプレックスとして感じている人となんとも思っていない人がいます。コンプレックスを持つ人のほうは、過去に目の小ささによって、感情を刺激された経験があるのです。

討論に参加したEさんも、自分の目が小さいことをしきりに恥じていました。

よくよく聞いてみると、コンタクトレンズショップに問題がありました。コンタクトを作りに入ったお店で、「こんなに目が小さいと、コンタクトが入りにくいですね」と言われたことが、コンプレックスを持つきっかけだったのです。

その言葉を受け、ショップにいた人たちの視線がいっせいにEさんに注がれたときには、穴があったら入りたい心境の、恥ずかしい思いだったといいます。

同じように小さな目の人でも、それを自慢に思っている人もいます。

男性のIさんは糸のような細い目を自慢げに語りました。なんでもつき合っている女性が、俳優の渥美清《あつみきよし》さんのように細い目が好きだと言うのだそうです。

同じ条件でも、それを自信にするか、コンプレックスにするかは、紙一重です。その人の意識の状態にかかっているのです。

「でも、明らかにコンプレックスになることもありますよ」

口をとがらせながらそう言い出したのは、だれから見ても太っていて丸顔の女性Fさんです。

「私は、今まで一度もきれいなんて言われたことないですよ。『君みたいな平坦《へいたん》な顔の女性が好きだなんて言う人がいたら、お目にかかってみたいものだよ』と、言われたことはあるけれど……」

Fさんは、一般的な美意識からは、確かに外れるのかもしれません。男性が飛びつくような女性でないことも事実です。

でも、だからといってFさんが、コンプレックスの塊《かたまり》になっているかというと、そうでもありません。Fさんのだれにも真似のできないデザインの才能は、みんながうらやましがるところでした。

そして、その大らかな人柄は、魅力にあふれています。実は、すてきなボーイフレンドも何人もいるのです。彼女は、顔の美醜やスタイルに対して、決してコンプレックスを持っていなかったのです。

Fさん自身、それをよくわかっているようで、今の自分に満足しているという自信を感じられました。

すると、今度は、Y子さんが言い出します。

「私は、きれいでもなく才能もない。モテないし、貧乏だし、将来性もない。これでは、自信の持ちようがないわ」

そうですね。根拠のある自信には、やはり限界があります。特定の人しか持てないうえに、時間の経過とともになくなることだってあるのです。

仮に、自信の根拠が「若さ」や「プルプルの白い肌」だけだったら、とっても不安なことでしょう。時間とともに、少しずつ衰えていくのが自然の摂理《せつり》であり、自然現象であるからです。80歳でも、若々しい人はたくさんいます。しかし、「プルプルの白い肌」という表現は、現実的に難しいことです。

だからこそ、時間を経ても、どんな状況になっても、不変の自信が必要なのです。自分の存在に自信が持てることこそが、最高の自信であり、「根拠のない自信」です。

根拠がないとはいえ、自分の根源的なものには自信があるわけです。目に見えて立証できる形ではないというだけなのです。

あなたは、すばらしい才能と、無限の可能性を秘めた存在です。だから、躊躇《ちゅうちょ》することなく自信を持っていいのです。

ただ、変化のない毎日の中では、感性が鈍りがちになってしまい、「自分にはこれが限界」と思ってしまうのです。限界を感じたとき、人生はつまらなく思えてきます。小さな殻《から》の中に閉じこもってしまった自分に対して、自分自身が絶望してしまうのです。これでは、自信の持ちようもないかもしれません。

しかし、あきらめないでください。あなたの中には、まだまだ未発見の自分が存在し、輝く感性と、豊かな才能が眠っているのです。

それを引き出すには、刺激が必要です。CDのトラック6「風の浄化瞑想」によって新しい風を心に通せば、きっと何かが動き出すことでしょう。

未知なる性格が人生を豊かにする

私の友人に、作詞家の阿木燿子《あきようこ》さんがいます。

彼女は、これまでに1000曲近い作詞をし、詞の中の登場する人物もさまざまな性格を持っています。そうした人物のキャラクターは、阿木さんご自身の経験を元にされていると考える人は多いようです。

「この歌詞は、あなたの経験に基づくものですか?」

こう聞かれることも多いのだとか。

しかし、実際に彼女に会った人は、その優雅さに驚きます。「バカにしないでよ」などという詞を書かれる方とは、とうてい思えないギャップを感じるはずです。

先日、阿木さんは、こんなお話を私にしてくださいました。

「私の中には、いろいろなキャラクターが存在しているの。それは悪ぶっている少女だったり、人生を知りつくしたお婆さんだったり、真っすぐな気持ちの少年だったり。そうそう、ダンディな男性だっているわ。数え上げたら、きりがないくらいね。

詞を書くときには、その人たちが交互に登場して、何かを言っている感じなの。これは、私だけに特別なことではなくて、だれもが自分の心の深い部分に持っている多重性かもしれない。

自分の中にいろんな人がいるって、人生が豊かに広がるように思えるの」

阿木さんのお話ではありませんが、あなたの中にも、まだあなたが知らない自分がきっと住みついているはずです。少女のようなときめきを持ったあなたや、子どものようないたずら心を持ったあなた。もしかしたら、チャタレイ夫人のように大胆な恋に走るあなたがいるかもしれません。

その中には、きっと人生を思い通りに切り開いていく有能なあなたもいるでしょう。

そんな自分の可能性に気づくことが、人生を豊かにする第一歩なのです。

心に風を通せば自信は回復できる

いろんな顔のあなたが、あなたの心の中に住んでいることはとても魅力的です。一人の人の中にでも、いろいろなキャラクターが存在します。その可能性を、私たちは見落としていたのかもしれません。

Aさんは真面目で家庭的、Bさんは遊び人で独創的——こんなふうに、人の個性を画一的に決めることはできません。あなたにだって、きっと心当たりがあるでしょう。

私は本当はもっとわがままなのとか、神経質なのとか、太っ腹なのとか。他人が勝手に作ったイメージは、外見や社会的な立場などで固定されがちです。

でも、本当の人間の中身はもっと複雑です。様々なキャラクターが溶け合い、マーブル状になっていると考えられます。瞬間瞬間で、違うあなたが出現するのです。俳優でなくても、だれもが違った自分を秘めています。それが、人の底知れぬ魅力と可能性のベースになっているのです。金太郎飴《あめ》のように、いつまでも同じ顔だったら、やや魅力に乏《とぼ》しい人といわれるかもしれません。

しかし、長く生きていると、自分自身で、自分のイメージを固定してしまいます。そして、無限の可能性を閉ざしてしまうのです。

それが味気ない人生の始まりとなっていることは多いもの。いつでも、新しい自分を発掘する勇気を持ってください。

自分はだめだと思っている人は、あなたの中に眠っているすばらしいキャラクターとまだ出会っていないだけのことです。

あなたは、無限の可能性を秘めた存在です。自分自身に自信を持ちましょう。

CDのトラック6「風の浄化瞑想」で、あなたの心に風を通しましょう。自分の中に眠る自由と自信を、きっと取り戻せることと思います。

7 幸せを見つけられないあなたへ

幸せ感知能力を高めよう

CDトラック7・「光の浄化瞑想」を聴きましょう

幸せはあなたの心が決める

世の中には、さまざまな人がいて、その幸せもさまざまです。だれもが、その人なりの幸せを追い求めているはずです。

もし、今、あなたがあまり幸せではないとします。それは、人に比べて幸せの数が少ないのではなく、幸せを感じる力が弱いのかもしれません。幸せを感じる力が強い人を、私は「幸せ体質」と呼んでいます。

幸せ体質の人は、ささいなことでも幸せを感じられるので、いつも幸せ気分です。気分がいいから、ちょっとくらい嫌な目にあっても、それほど気分を損ないません。

幸せ体質の人は、滅多《めった》なことでは怒りませんし、めげもしないのです。つまり、気分が安定しているのです。

一方、「不幸体質」の人は、ささいなことでも不満を感じます。たいていは気分が悪いし、体調も悪くなっています。そんな毎日を送っていれば、心もゆがみ、美しさとも無縁です。そんな人の元に集まってくる友人もぐちっぽい人が多く、不幸はますます増していきます。

幸せ体質と不幸体質の人とでは、当然、歩む人生がまったく違ったものになります。幸せ体質の人の人生が、明るく豊かなものであるのに対して、不幸体質の人のそれは暗くて彩《いろど》りのないものです。

幸せ体質の人は、毎日がワクワクして、キラキラと輝きます。幸せオーラが輝き、美しさ、優しさ、豊かさなど、すべての幸福を手に入れることが可能です。

そんな幸せ体質の人を見て、

「人生は、なんて不公平なのかしら」

と言う人もいるでしょう。でも、よく考えてみてください。実は、人生は、とんでもなく平等なのです。どんなに不幸体質な人でも、幸せ体質の人生に、一瞬でシフトできるからです。

そう、一瞬で、不幸体質から幸せ体質に、あなたは変わることができるのです。

幸せは、作るものではなくて、感じるものです。自分が幸せを感じれば、それがすべてです。他人が、あなたの幸・不幸を決めるわけではありません。

今、この瞬間、幸せを感じる心を持ちさえすれば、あなたは世界一の幸せ者でいられるのです。

浄化瞑想でがんが消えた!

私の古い友人のTさんは、服装のセンスがとてもよく、遊び上手です。経営する数店のブティックは、どこも繁盛しています。

そのため、彼はこれまで、思い通りに遊び、事業を拡大してきました。結婚をしていて子どもが二人いますが、Tさんの華やかな女性関係は続いているようでした。

ある晩のこと、遅い時間にTさんから電話がありました。受話器を通じて聞こえる彼の声は、今まで聞いたことがないほど沈んだものでした。

「ちょっと、いいかな?」

「ええ、何かしら?」

「おれ、絶望的な状況なんだよ……」

　聞けば、一週間前に、Tさんの体内にがんが発見されたのでした。がんが発生したのは、手術が不可能な難しい場所でした。

　医師からは、とても厳しい状態にあることを説明されたということです。抗がん剤の投与を治療の中心として据えるが、治癒《ちゆ》の可能性はきわめて低いとのことでした。

「できることはなんでもやりたいんだ。相談に乗ってくれないか」

　翌日の午後、Tさんに会うことになりました。

　その日は、からっと晴れ上がったとても天気のよい日でした。明るい日射《ひざ》しのもとで会ったTさんは、いっぺんに10歳も老《ふ》け込んだ感じで、すっかり精気を失っていました。

「天罰《てんばつ》が下ったのかもしれないな。おれはなんでもできると思って、傲慢《ごうまん》になっていたんだよ。なんにも持っていなかったけど純粋だった、あの若いころの自分に戻りたいよ」

　なんとか彼の力になってあげたいと思いましたが、10日後には、私たち家族はイギリスへ一年間の予定で行くことになっていたのです。

　私は、彼のエネルギーを純粋なものに戻す「浄化瞑想」を教えました。喫茶店で向き合ったままの即効レッスンでしたが、彼は人目も気にせず、私の誘導に集中し、涙を流し始めたのです。

どのくらいの時間が流れたのでしょうか。窓から薄暗くなった空を眺めながら、Tさんは話し始めました。

「今、おれは、あのころの自分に戻ったような気がするよ。大好きだった自分がよみがえったようで、ものすごく幸せな気持ちを感じている。考えてみたら、ここ数年間、幸せを感じたことなんてなかったなぁ。なんのために、毎日生きていたんだろうね」

「大丈夫よ。きっと」

それからというもの、Tさんは毎日のように「浄化瞑想」を続けたということです。イギリスに住むことになった私の元には、Tさんから定期的に手紙が届きました。

彼から届く手紙には、愛と感謝があふれていました。中でも、私を思わずほほえませたあるエピソードがあります。

Tさんは、毎日、家族と食卓を囲む幸せがありがたくて、ごはんを食べながら、しばしば涙するようになったのだというのです。今まで感じたことのなかった幸せを、ごく普通の生活の中から、Tさんは感じ取っているようでした。

涙に気づき、子どもたちがTさんを心配そうにのぞきこみます。

「お父さん、どうしたの?」

自分を気遣《きづか》ってくれる子どもたちのその顔にまた感動し、涙が止まらなくなるのだというのです。ごくごく普通の家族の触れ合いに、涙があふれるほどの感謝の念が湧《わ》いてきて、思わず手を合わせてしまうこともあるそうです。

この感動は、以前のTさんからは想像もできないことでした。

私に届く手紙の最後には、いつも大きな墨字で、同じ文言が記されていました。

「感謝、合掌《がっしょう》、ありがとうございます」

その大らかな墨字からは、彼の幸福感が伝わってくるようでした。

一年後、私たち家族が帰国すると、Tさんが訪ねてきてくれました。最後に会った老け込んだTさんの印象とは驚くほど変わり、輝くような笑顔を持った優しくて強い人間に生まれ変わっていました。

もちろん、Tさんの病気が自然に消滅していたことはいうまでもありません。

ツキがツキを引き寄せる法則

幸せを感じる力、「幸せ感知能力」が高まってくると、いい現象が次々と起こるようになっていきます。

幸せを感じるときに、ツキをも引き寄せてくるのです。そのことによって、「ますます幸せだなぁ」と思うようなことが起こって、ツキはさらに大きく膨《ふく》らんでいくのです。

幸せ体質の人は、無意識のうちに次から次へとツキを呼び、幸福の循環を作ることができるのです。

反対に、不幸体質の人は、いつも不満でいっぱいですから、よくないことが起こりやすいのです。不幸の循環に陥り、無意識に不幸をふやしていくのです。

これは、「引き寄せの法則」といってもいいでしょう。つまり、自分の状態に見合ったものが、自分の境遇を作っていくのです。

自分の状態とは、自分の氣《き》の状態であり、自分の波動《はどう》（振動が、波がうねるように次々と周囲に伝わっていく現象）であります。自分では一生懸命がんばっていると思っていても、つらく苦しい気持ちで、「こんちきしょう！」などと思いながら、努力していたとしても、それでは「こんちきしょう！」レベルのものしか引き寄せられてこないのです。

しかし、引き寄せの法則を知っていても、具体的にどうすればいいのかわからない人も多いことでしょう。

そこで、私の体験をもとに、自分が幸せを感じられない状況からの脱出方法をお話ししましょう。

一人の幸せをまずかみしめる

私は、今、ハワイのホテルでこの原稿を書いています。執筆に集中するため、一人になりたくて、日常生活から抜け出して意識のレベルを上げたくて、ここまで来たのです。

今回のハワイは、初めての一人旅です。私にとっても冒険なのです。

仕事で海外に行くことは、私は多いほうだと思います。そんなときには、必ずだれかがかたわらにいて、何かと面倒を見てくれます。もし、道中が一人でも、目的地では講演会の主催者の方などが迎えに来てくださいます。

そんなわけで、国内にいようとも、海外に出張しようとも、私には一人でいる時間がほとんどないのです。

本の執筆を主たる目的にしているものの、今回はプライベートとしての旅行です。一人での行動を考えて、キッチン付きのコンドミニアムを日本で予約してありましたが、チェックインは午後3時以降にしかできないことがわかりました。私がここに着いたのは、午前11時前でした。早めのチェックインも断られ、私はここで4時間も待たなくてはなりません。

コンドミニアムの、ロビーとは言いがたい空間には、古ぼけたソファー1脚だけ置いてありました。4時間も待つのにはあまりにも息苦しいと思い、外に置かれた椅子《いす》に私は座ってノートパソコンを広げました。

日本からの長時間のフライトで、ときおり、どうしようもない睡魔が襲ってきます。しかし、ここは外ですし、眠るわけにもいきません。

やっと部屋に入れたときには、ベッドに倒れこむようにして眠りました。

この暗澹《あんたん》たる状況が、この旅行のスタートでした。

そして、夜中の2時過ぎです。私は物音で目を覚ましました。

その音は、部屋全体に響くようなラップ音でした。そのうち、ミシミシ、ギシギシといった音まで混じってきました。もちろん、室内には私のほかにはだれもいません。

ポルターガイスト現象（勝手に物が動いたり、物をたたくような音がしたり、発光、発火などが起こったりする心霊現象の一種）としか思えない騒音の中で、あらためて部屋を見渡してみました。カーペットには染みや破れがあり、エアコンはものすごい大きな音を立てて、カビの臭《にお》いをまき散らしています。

バスにはバスタブはなくシャワーのみで、排水も順調にいかないありさまです。

そのうえ、エレベーターが故障していました。ちなみに私の部屋は23階です。ですから階段を使って、外部と行ったり来たりしなくてはなりません。

初めての海外一人旅で、私はちょっとしたピンチに陥りました。

「こんな環境で、いい原稿が書けるかしら？」

と、最初はすっかり落ち込んでしまいました。旅の幸せ感やワクワク感も、どこかにすっかり消え去ってしまいました。

置かれた状況によって、人はこんなにも簡単に気分を台無しにできるのです。

さて、これからの1週間、私はどうしたらいいのかと考えました。この状況を変える方法はいくつかあります。ビーチサイドのお気に入りのホテルに移ればいいのです。日程を切り上げて、早く日本に帰る手だってあります。

でも、私は、そうした決断を見送ることにしました。この環境下で、自分が優雅な気分で原稿を書けるように、演出することを決心したのです。もちろん幸せを感じながら。

それからというもの、私は原稿を書きながら、日々の楽しみを予定に組み込んでいきました。

最初の夜は、ハワイで最も格式高いホテルであるロイヤルハワイアンのビーチレストランで、ハワイアンを聴きながらのディナーです。格式高いといっても、ビーチレストランですから、頼んだメニューはチキンウイングとオニオンフライです。

それでも私は、沈みゆく夕陽《ゆうひ》を眺めながら、きっとこの夜のことは忘れないと思いました。

一人の食事は、私がもっとも苦手とすることの一つです。しかも、格式のあるレストランなどと考えるだけで、緊張で汗が吹き出るほどです。

それが、翌日からはがらりと変わりました。ホノルルで、また別の格式あるレストランに一人で行き、ワインを自分で選ぶという芸当までできるようになったのです。

例の奇怪《きかい》なラップ音は、相変わらず、毎夜2時から明け方まで続いていました。しかし、このラップ音も受け止めることに決めました。ラップ音が始まると、ベッドから起き出して、原稿を書き続けることにしたのです。

ラップ音の主は、私の原稿を読んでいるようでした。スピリチュアルな部分に差し掛かると、途端に音が激しくなるのです。

最初は戸惑いましたが、

「どう、いい感じでしょ?」

と、心の中で問いかけると、

「パンッ、パンッ、パンッ!」

と大きな音で反応が返ってきます。私はそれを拍手だと考えることにし、受け止めるようにしました。

気がつけば、私は自分の弱さを完全に克服していました。長い間望んでいた、強くて穏やかにすべてを受け入れる自分がそこにありました。

自分に余裕ができると、目にするものが変化します。すべての瞬間に、美しいエネルギーの流れを感じることができるのです。私は、一人でも、こんな環境の中でも、このうえない幸福感に浸っていました。

朝の光がまばゆいビーチで、ただぼんやりと過ごすという贅沢《ぜいたく》。大きな樹の下で、まどろむ幸せ。幸せの種はどこにでも転がっていました。だれかといっしょであるときは、見逃していた小さな草花や風の匂《にお》いさえも、私は感じていたのです。

一人でいると、幸せの見つけ方が上手になるのかもしれません。

たとえば、カフェで交わす一瞬の氣の交流。名前も知らない人との触れ合いは、人は一人ではなくて、いつでもだれとでもつながれることを思い出させてくれます。

一人旅によって、一人の時間は色濃く流れていくことを再認識しました。

だれかといっしょにいると、絶え間のないおしゃべりの中で、意識と氣が拡散していきます。時間は、軽やかにあっという間に流れ去ります。

それもまた、人生の中ですばらしい時間です。しかし、人生を深く感じるためには、ときどき、一人になることが大切なのです。

だれかといっしょに幸せになりたいのなら、まずは自分一人でも幸せであるという土台を作ることです。

自分が幸せであるならば、だれといても幸せは倍増するのです。一人で幸せを作れないで、だれかに幸せにしてもらおうと考えていると、幸せのエネルギーはすぐに渇《か》れてしまうでしょう。

ＣＤのトラック７「光の浄化瞑想」で、大きな幸せを感じるために、まずは一人の幸せを感じ取りましょう。

第4章

涙は心身を浄化する

ずっと泣けなかった私

涙もろい人とほとんど泣かない人、あなたはどちらですか？

私は、長い間、泣かないことを誇りに生きていました。その理由は、泣くことは格好が悪いと感じていたからです。泣くことは敗北とさえ思っていました。

この考えは、きっと今までの経験から作られたものなのでしょう。「泣けばいいと思っているのだから」とか、「女はすぐに泣くからな」とか、まるで涙が女の武器であるかのような発言を、しばしば聞かされてきたからなのかもしれません。こうして、決して人前で泣いてはならないと、私は心に誓ったのでした。

「泣かない」と決めると、不思議なことに泣かないで日々が過ぎていくようになります。本当に悲しいことがあっても、感動することがあっても、涙が出てこないのです。

日本の男性の涙腺《るいせん》が緩《ゆる》みにくいのは、きっと、小さいころから、「男は人前で泣くもんじゃない」としつけられているからなのでしょう。

気がつけば、泣かない私は、あまり笑わない私にもなっていたのです。おもしろいことがあっても、なかなか笑えないのです。

映画を観に行っても、隣の友人は、笑ったり泣いたりとにぎやかなのですが、私は無反応です。もちろん、心の中ではおもしろかったり、かわいそうだったりと思うのですが、反応として表面に現れません。無感動な人間に思われないかしらと、意識的に笑うのですが、泣くこととなると、なかなか意識的にできるわけではありません。

笑わないから、泣かないからといって、感情がないわけではありません。心の中には、豊かな情感があふれているのです。その感情のエネルギーを外に出さないで、自分の内に押しとどめてしまっているのです。

これは、氣《き》のエネルギー的にいえば、あまりいい状態ではありません。エネルギーが停滞《ていたい》すると、それが濁《にご》って氣の流れを阻害《そがい》します。そのうえ、ネガティブなエネルギーがとどまると、それがどこまでも増殖していきます。

自分の心の中にとどめている感情エネルギーは、凝縮《ぎょうしゅく》されて強くなっていきます。でも、外に発散すれば、感情に拡散が起こります。ネガティブなエネルギーも、拡散して消えてしまうのです。

感情を放出するために、私たちは「泣き」、そして「笑う」のです。生まれたての赤ちゃんでさえ、この2つはできます。それが、人間の生命力を保つために必要なことだからです。

だから、泣くことをやめてしまってはならないのです。

かつての私のように、泣かなくなってしまったら、どこかでネガティブなエネルギーをため込んでしまい、次第に生気の乏《とぼ》しい人間になってしまいます。泣くことは、生きるために必要なことなのです。もう、我慢しないで泣いたらいいのです。泣くことを我慢するなんて、どうしてあんなことをしていたのかと、今でも後悔しているほどです。泣くことには、すばらしいメリットがたくさんあるのです。

それでは、泣くことのメリットについて順を追ってお話ししていきましょう。

緊張した心を溶かす聖水

人の体から湧《わ》き出る2種類の水、それが汗と涙です。どちらも、キラキラ光る聖水です。

汗と涙は、陽と陰のように思えます。つまり、汗は陽のエネルギーを活性化するためのもの、涙は陰のエネルギーを高めます。陽のエネルギーは肉体、陰のエネルギーは心に対応します。涙は、心のための聖水なのです。

泣くことによって、心が洗われます。あなたも、泣いたらすっきりしたという経験をお持ちかもしれませんね。

かたくなになった心を一瞬で溶かすのが涙です。緊張状態が続くと、それが慢性的なストレスになり、心身の不調の原因となり、病気となります。病気の原因の90％以上がストレスであるという報告もあるほどですから、ストレスがなくなれば、病気はずいぶんとへることでしょう。

自覚のないストレスも、肉体的な不調によってわかることがあります。たとえば、肩こりや寝つきの悪さ、食べ過ぎ、イライラ、疲れが取れにくい、気力がないなどは、ストレスを抱えている状態です。意志とは無関係に体の機能を調整する自律神経《じりつしんけい》のバランスが崩れて、交感《こうかん》神経が優位になった状態です。つまり緊張状態にあるということです。

一方、涙が出るときは、副交感《ふくこうかん》神経が優位のときです。特に、号泣するときには、一気に緊張が緩《ゆる》み、副交感神経が優位にシフトすることが確認されています。緊張が緩めば、心はゆったり穏やかになり、ストレスもすっかり洗い流されているでしょう。

心の状態を、私は海面にたとえることがあります。

ストレスがあっていら立ってくると、心の海も波立ちます。心配ごとがあってもザワザワと揺らぐのです。

静かなフラットな海面は、穏やかなあなたの心の現れです。あなたの心の海は、聖水で満たされているのです。

号泣で心身の健康を保つ

汗を積極的にかくことは、健康を保つための常識です。しかし、涙を積極的に流すことで、心の健康状態を保つことは、まだあまり知られてはいません。

いい汗をかくことで体がリフレッシュできるように、いい涙を流すことで心をリフレッシュすることができます。ハラハラと流す涙も美しく効果的ですが、一気に心を上向きにしたいときは、号泣がお勧めです。

喜怒哀楽《きどあいらく》が激しいというのは、あまりいい意味に使われませんが、情感が豊かであり、感性が鋭いことの現れでもあります。自分でコントロールできる喜怒哀楽なら、エネルギーを高めるためには最高の手段です。

その手段として、私は号泣をお勧めします。腹にすえかねる怒りの感情も、立ち上がれないような悲しみも、号泣することで解消されるのです。

慢性的に心に澱《おり》のようにたまったネガティブな思いが、あなたの心を窮屈《きゅうくつ》にしています。それを一気に洗い流すと、心にしなやかさを取り戻すことができるでしょう。

涙は、必要なだけ湧き上がってくるはずです。思いのままに、涙のシャワーを浴びているように泣いてみましょう。泣くたびに、心の中からネガティブなエネルギーが流れていきます。

涙は最初、ナトリウムやロイシン－エンケファリンというストレスによって生じる物質が含まれていて、しょっぱかったり苦かったりします。泣き続けるうちに、それが次第に薄まっていきます。

涙が甘くなったら、それはあなたの心の海が大きく広がった証拠です。

新しいとびらを開くかぎ

号泣したあとは、気持ちがすっきりします。そして、世界が変わって見えるようになるのです。

泣く前に自分が見ていた世界は、世界の小さな一角であったことに気づくはずです。どうしてこんな小さな一角に自分を追い詰めていたのかと思うと、また涙があふれてくることもあります。自分を追い込んでいた小さな世界から、涙が大きな世界へと連れて行ってくれるのです。

行き止まりのように見えていたつらい現実も、涙によって新しい道が開かれることでしょう。引きずっていた悔しい思いも、すっかり流れ去っていくことでしょう。

あなたは、自分のために自分で涙したのです。だれかに泣かされたのではありません。自分を守るために泣いたのです。

それは、私があなたに一番伝えたいことです。あなた自身の涙は、あなたを癒《いや》し、元気にし、そして新しいとびらを開くのです。

涙はあなたを強くする魔法の聖水です。清らかな涙を流せるあなたの魂《たましい》は、きっとまばゆいばかりに輝いていることでしょう。涙があなたを本来の純粋な状態へと導いてくれるのです。

純粋なエネルギーは、真っすぐで、明るくて、強いのです。あなたは、今までより数倍、いや数十倍も、自分の可能性を高めたのです。

別れの傷を癒す特効薬

あなたが泣きたくなるのは、どんなときでしょうか。

たとえば、大切な人との別れが来たとき、ほしいと思ったものが手に入らなかったとき。いずれにしても、自分の力ではどうにもならないことが多いでしょう。

別れについていえば、死別という決定的な別れから恋人との別れまで、どんな別れもつらく、切ないことに変わりありません。この人がいない世界など考えられないと思います。

しかし、どんな別れであろうと、あなたの時間はまだ流れ続けているのです。あなたの時間を止めることはできません。あなたの大切な人が、今、目の前から姿を消したとしても、あなたのいる世界は厳然として存在します。

人生の長い時間の流れ、その中で出逢えた人とは縁が深いのです。別れは、そんな深い縁が収束していくことを意味しています。

しかし、きっとまた、別の出逢いが用意されているのです。だから、あなたは、あなたらしく生きていくのです。

手からすり抜けてしまったものが、人であれ物であれ、それに心をつなぎとめておくことをはやめましょう。あなたの魂が喜ぶことではありません。

愛が執着のエネルギーに変わったとき、それは身勝手で濁ったものになって、あなたの氣を著しく低下させます。

私たちは泣くことで、何かと決別する心の準備ができます。自分の心の封印を解き、癒すために涙が必要なのです。

子どものように、心のままに泣くことを自分に許しましょう。これが、あなた自身を癒す特効薬です。

「甘い涙」は魂を輝かせる

たいした理由もないのに、妙に泣けてくるときがあります。これは、心が浄化《じょうか》することを要求している現れです。

心が窮屈《きゅうくつ》になっているとき、何かにとらわれているときに、こんな現象が起こります。泣くことでもないのに涙が出るからといって、困惑する必要はありません。あなたの心が要求していることなのです。

私の友人で、次々と恋人が変わる人がいます。いつも、別れの理由は、「特にない」のです。

唐突《とうとつ》に別れを言い出すのは決まって彼女です。恋人は途方に暮れますが、号泣しながら言う彼女の思いが通って、結局、別れが成立します。

私は、どうして理由もなく恋人と別れるのか、彼女に聞いてみたことがあります。すると、彼女自身もよくわからないようなのです。

あるときなど、バカンスで行った南の島の明るい太陽の下で、別れを言い出した自分に驚いたというのです。ふだんは、恋人と別れることを考えただけで、涙が次々こぼれてとても悲しい気持ちになるというのです。

彼女の別れは、不思議というしかありません。だったら別れなかったらいいと思うのですが、彼女の中では、恋愛の一つの流れとして「別れ」が組み込まれていて、どうにも止めることができないらしいのです。

彼女にはきっと泣く必要があって、それを別れというきっかけで行っているのではないでしょうか。相手には、本当に気の毒なのですが、別れた直後の彼女がとてもきれいなのは、きっと新しいエネルギーが巡り始めているからでしょう。

私には、彼女の真似はとてもできませんが、定期的に涙を流すようにしています。

心の中にイメージの海を作り、そこを涙でいっぱいにします。心が震えるような感動や、心が温かくなるようなうれしいことなどを、心の海に流すのです。すると、心の海があふれて、現実的に涙となって流れます。

この涙は甘い涙です。甘い涙は、魂《たましい》を輝かせるのです。

感じる心を広げてくれる

魂を輝かせる甘い涙は、美しいものに反応して流れます。感動や喜びの涙です。そんな涙がいつでも流せたら、魂はどんなに喜ぶことでしょうか。

感動や喜びを生み出す情景、魂が震えるような時間、それはだれの人生にも散りばめられています。しかし、残念なことに、それに気づかないで通り過ぎてしまうことが多いのです。

感じる心が弱っているのは、情報が飛び交う現代社会で、感覚が麻痺《まひ》してしまったからかもしれません。同じものを見ても、聴いても、感動する人としない人がいるのは、感じる心の違いです。感動する心を持っている人は、見えているものの背後にある見えない何かを感じ取っているのです。

たとえば、だれかが自分のためにクッキーを焼いてくれたとしましょう。見えるものだけを大事にする人には、それがおいしいか、おいしくないかが重要です。しかし、相手の気持ちを大事にする人にとっては、クッキーの出来・不出来などは、さして問題ではありません。

感動して涙がこぼれるときには、確かに見えない何かを感じています。見えないものを感じるのは、決して難しいことではありません。見ようとしなくても、感性が高まってくると勝手に感じられるものなのです。

見えるものだけを積み上げていくのではなくて、魂に刻み込んでいくことが、大事なことだったのだと気づきます。

私たちは、そのためにこの美しい色彩にあふれた地球に生まれたのです。この世は、モノクロの世界ではないのに、どうして白黒をつけたがる人がいるのでしょう。白と黒と中間のグレーだけではなく、黒と白の間に無数の色があるのです。見えているのは、ほんの一部です。

音を聴くのも同じことです。聴こえている音と音の間には、響きがあって静寂《せいじゃく》があります。ここに、神の息吹《いぶき》や天使の吐息《といき》が聞こえるのです。

涙によって、あなたの感じる心は、大きく広がっていくことでしょう。

幸福は涙の量に比例する

今、幸せで大成功の人生を歩いている人も、一人で涙した時間があるはずです。その成功が大きければ大きいほど、幸せが大きければ大きいほど、涙の量だって多いのに違いありません。涙が心に大きな海を作っているから、強く優しくなれるのです。

つらいときには、我慢しないで、思いっきり泣くことです。涙が甘く変わるまで、心に海が広がるまで泣くのです。そうすれば、あなたは強く進んでいけるはずです。

本当の成功者が、強く優しいのは、心に涙の海を持っているからです。つらいことをみんな涙に変えて心を広げるのは、なんてすてきなことでしょう。音楽を聴いて涙を流すあなたにも、夕陽《ゆうひ》を見て涙するあなたにも、きっと心には大きな海が広がっています。

心に大きな海を持つあなたは、たくさんの人の気持ちを受け止めてあげられるはずです。あなたの心の海には、愛のエネルギーが巡って、幸せを生み出していくことでしょう。

あなたの涙は、潤《うるお》いのある豊かな人生を育《はぐく》むのです。

次に、私の知り合いである理美《さとみ》さんのお話をご紹介しましょう。理美さんは、つらい家庭環境で生まれながらも、涙することで自分を浄化して、新しい道を切り開いてきました。彼女の人生にとって、涙は幸福への道を開くとびらだったのです。

涙が持つ効用について、彼女の経験から学ぶことは多いことでしょう。

涙の魔法が逆境の人生を救う

理美さんは、バージンロードを歩きながら、このうえない幸せをかみしめていました。こんなに普通の幸せを手にすることができたのは、今、隣で自分の手を取って、足を引きずりながら、祭壇に向かっている父親のおかげだと思うと、自然に涙が流れてくるのでした。

父親といっても、血のつながった本当の父親ではありません。理美さんは5歳のときに、里子《さとご》として引き取られたのです。

理美さんの、5歳までの記憶は、つらく悲しいものばかりでした。

暴力を振るう父親とアルコール依存症の母親に育てられた日々の中で、理美さんの心は、すっかりカサカサに渇《かわ》いていました。笑うことはおろか、泣くことすら忘れ、唯一、心の支えとしていたのが4歳違いの兄でした。

食べるものにもことかく貧乏生活の中で、おなかをすかせて泣く理美さんのために、兄がパン屋で万引きをしたことがありました。見つかってぶたれる兄を見て、理美さんは、

「自分のせいだ。もう、泣いてはいけない」

と、心に誓ったのです。

幼稚園や保育園に行かせてもらうこともなく、一日中、ただ、兄が小学校から帰ってくるのを持つだけの日々でした。母親にも父親にも抱いてもらった記憶はなく、家族で食卓を囲んだ思い出もありませんでした。

食べ物を与えてくれるのは、いつも兄でした。多分、両親が置いていったわずかなお金で、幼い兄妹は命をつないでいたのでしょう。

そんな生活を見かねた近所の人の通報で、二人は施設に保護されました。施設は、二人にとって天国でした。食べ物もおふろも、お布団もあります。寒くて眠れない夜を過ごすこともありませんし、布団にわいた虫に体中をかまれ、かゆみで目を覚ますこともないのです。

「これが夢でありませんように」

理美さんは、初めての幸せがいつの日か逃げていきそうな不安を持ちながらも、楽しい毎日を過ごしていました。

ところが、ある日、知らないおじさんがやってきて理美さんを引き取るのだと言い出したのです。

「いやっ！」

理美さんは、天国のように感じていた施設から離れたくなかったのです。施設が最高だと思えるほど、今までの環境が劣悪《れつあく》だったことに施設の職員は驚き、憐憫《れんびん》の情を持ちました。そして、この子に普通の家庭の幸せを与えてあげたいと、養子縁組を進めていたのです。

「でもね、理美ちゃん。お兄ちゃんは、お父さんと暮らすことになったのよ。理美ちゃんはまだ小さいから、お父さんは面倒を見きれないの。だから、新しいお父さんとお母さんのところにいくのよ。優しい人たちだから、きっと幸せになれるわ」

理美さんの心は、一瞬にして凍りつきました。

「いやだよぉ。お兄ちゃんと離ればなれになるなんて、絶対にいやだよぉ」

理美さんは、さんざん抵抗しましたが、兄に会わせてもらえないまま、里親となった新しい家族のもとに引き取られていったのです。

新しい家族には、三人の男の子がいました。

「今日から、うちの子になる理美ちゃんだよ。本当の妹のつもりで仲よくするんだよ」

新しいお父さんがそう言うと、男の子たちは素直にうなずきました。しかし、本当のお兄ちゃんのように、すぐに打ち解けられるわけではありません。新しいお母さんも、

「お母さんだから、甘えてね」

と、優しく言ってくれましたが、理美さんはどうしたらいいかもわかりません。家族五人の中で、とてつもない孤独を感じていました。心の中は、離ればなれになった兄のことでいっぱいで、それ以外のものを受け付ける余裕はありません。

新しい家では、毎日3時になると、おやつの時間があります。今まで食べたこともないようなおいしいお菓子を、お母さんが3人の兄と理美さんのために、4つのお皿に用意してくれます。

兄たちは、あっという間に食べ終わり、野球のバットを持って外へ飛び出して行きます。理美さんは、一人になったのを確認してから、残していたお菓子をすばやくポ

ケットに忍びこませるのです。そして、たんすの引き出しの奥に隠していました。いつか兄に会うことができたら、いっしょにお菓子を食べたいと思っていたのです。

あるとき、理美さんの引き出しをあけたお母さんが、ためこまれたお菓子を見つけました。

「理美ちゃん、お菓子はいつでもあげるのだから、取っておかなくていいのよ。こんなところに入れていたら、虫がよってくるからね」

それを聞いた、理美さんより2つ年上の男の子が、はやしたてました。

「気持ち悪いなぁ。服が虫だらけになるよ」

この言葉で、理美さんは、虫だらけのお布団で寝ていたときのことを思い出して、涙が出そうになりました。しかし、決して泣くまいと決めていたので、涙は少し出かかりましたが、すぐに引っ込みました。

新しい家族の中で暮らし始め、もう3カ月がたとうとしています。しかし、理美さんはほとんど笑いもせず、泣きもしないのです。すべての感情を、小さな体に封じ込めているようでした。新しいご両親は、なかなか馴染《なじ》まない理美ちゃんを心配していました。

クリスマスも近いある日のことです。

3人の男の子たちは、口々にサンタさんにお願いするプレゼントについて話をしていました。この家では、サンタさんへお手紙を書いてツリーにつるすのが恒例となっていたからです。

「理美ちゃんも、サンタさんに何かをお願いしたらいいわ」

お母さんが、紙とペンを手渡しました。理美さんは、とてもびっくりしました。そして、

「サンタさんなんていないよ。そんなものを信じているのはバカだって」

と、自分が聞かされていたことをそのまま口にしたのです。その場が一瞬静まりましたが、お母さんが優しい声で言いました。

「理美ちゃんところには今までサンタさんが来なかったのね。でもね、今年はきっと来ると思うわよ。だから、欲しいものを書いてごらんなさい」

理美ちゃんは、紙に大きく「お兄ちゃん」と書いてツリーにつるしました。

クリスマスの朝早く、理美ちゃんは何かの気配で目を覚ましました。だれかが、かたわらに立っているようなのです。薄明かりの中で目を開けると、そこには懐かしいお兄ちゃんの姿がありました。

新しいご両親は、理美さんの願いを叶《かな》えてあげたい一心で、何度も何度も実の父親のところに行って、「一日だけでもお兄ちゃんに会わせてあげてほしい」と頼み込んでくれたのです。これが最後だという条件つきで、兄は理美ちゃんのところに来ることができたのです。

理美ちゃんの喜びは、大変なものでした。今まで、笑った顔など見たことがなかった新しい家族が驚くほど笑い、そして喜んではしゃぐのです。

でも、楽しい一日は、瞬く間に過ぎていきます。兄が帰る時間になりました。これから先は、大人になるまで会わないという約束です。今日を境に、長い長い別れが待っているのです。

理美さんは、駄々《だだ》をこね始めました。すると、兄はきっぱりとこう言ったのです。

「理美には、新しい3人のお兄ちゃんができたんだよ。お父さんもお母さんもお兄ちゃんも、理美を大事にしてくれているんだよ。ぼくが迎えに来るまで、元気にしてるんだよ」

うつむいたままの理美さんに、お母さんが手編みのセーターをそっと渡しました。

その真っ赤なセーターには、胸に理美さんのイニシャルである「S」が入っていました。そして、もう一枚用意された黒いセーターには、同じように胸に兄のイニシャルが入っています。

黒いセーターは、理美さんの兄へのプレゼントでした。

「二人がいつもいっしょであることを、このセーターが見守っているのよ」

お母さんがそう言うと、理美ちゃんは初めて「お母さん」と呼んで号泣したのです。お母さんが、夜遅くまで編んでいたのは、自分と兄のセーターだったとは、理美さんにとって思いがけないことでした。

お母さんは、３人の男の子たちを気遣《きづか》うようにこう言いました。

「あなたたちにも、順番に編んであげるからね」

すると、男の子たちは、

「ぼくたちより、理美を一番大事にしてあげようよ。だって理美は、今まで何もしてもらってなかったんでしょ」

と、お兄ちゃんぶりを発揮し始めたのです。

その日から、理美さんは幸せに新しい家族の中で溶け込んでいきました。

本当の兄と再会できるのは理美さんが18歳になったときという約束です。兄のことを一日も忘れることなく、13年の歳月が流れていきました。

高校3年生になり、理美さんは17歳になりました。本当の兄と再会できる日まで、もう1年もありません。兄がどんな大人になったのか、想像するだけでワクワクしてきます。

そんなある日のことです。警察から一本の電話が入りました。

その電話は、兄の死を伝えるものでした。山中で首つり自殺をはかり、一部白骨化した状態で発見されたのは、懐かしく思い続けた兄でした。

どうしても、自分の目で確かめたいと、警察の遺体安置所に出かけた理美さんを待っていたのは、変わり果てた兄の姿でした。あまりの衝撃とショックで涙も出ないで呆然《ぼうぜん》と立ちつくす理美さんの目に止まったものは、遺体のわきに置かれたビニールでくるまれた包みでした。

所持品は何もなく、近くにこれが落ちていたので、本人のものではないかということだったのです。中を確かめてくださいと促された理美さんの目に飛び込んできたものは、あのクリスマスの日のイニシャルの入ったセーターでした。

広げてみると、小さくて、ところどころにほつれがあります。あのときの兄は、こんなに小さな少年だったのだと思うと、なんとも切なく、いじらしく思え、涙はとめどなく流れてきます。

兄に死を選ばせたものは、生活苦でした。

生活破綻者《はたんしゃ》のような父とアルコール依存症の母の面倒を見ながらの人生に、疲れ切った末の選択だったようです。あのクリスマスの日から13年間、兄は夢を見ることも語ることもなく、22歳の生涯を自分の手で閉じてしまったのです。

もしかしたら、遺《のこ》されたイニシャル入りの黒いセーターだけが、明るい光を感じられる唯一のよりどころだったのかもしれません。

「お兄ちゃん、ごめんね。何もしてあげられなかった。理美が幸せに笑っていたときも、お兄ちゃんは、ずっとつらかったのね」

自分の幸せと引き替えに、兄が死んでしまったかのような気がしました。もしかしたら、ここに横たわっているのは、自分だったかもしれないと思ったのです。

理美さんは、兄の体をさすりながら泣き続けました。涙が堰《せき》を切ったかのように、止まることなく流れ落ちていきます。一番の心の支えだった兄の死は、今まで気丈《きじょう》にがんばってきた理美さんの心を、うち砕くにはじゅうぶんでした。

兄が自分で死を選んだということが、どうしても納得できず、気が狂い出しそうです。理美さんは、自分が意識を失う恐怖から逃れるように、泣き続けました。

どのくらいそうしていたのでしょうか。泣いている自分の声にかぶさるように、泣き声が聞こえてきます。振り返ると、今の両親と3人の兄たちが泣いているのです。理美さんを抱きしめてくれたのは、温かい母親の胸でした。

「みんなが、お兄ちゃんのために泣いてくれているよ」

と、心の中で、兄に語りかけました。すると、

「理美、お兄ちゃんは安心したよ」

と、兄が言ってくれたような気がしました。

兄と過ごした幼かったころの思い出が、次から次へとよみがえります。それは、忘れていた自分を思い出させてくれるものでした。新しくあふれてきた涙は、懐かしい気持ちになる甘い涙でした。

甘い涙は、今までのつらかったことをすべて洗い流し、生きる力を与えてくれるような気がしました。理美さんは、兄の分まで生きていくことを心の中に決めたのです。

理美さんは、バージンロードを歩きながら、亡き兄が、横に寄り添っているかのような錯覚に陥《おちい》りました。兄は、満面の笑顔でほほえんでいます。

「お兄ちゃん、ありがとう。お兄ちゃんのおかげで、理美は幸せに生きていますす」

理美さんの心の中から、とめどもなく熱いものがこみ上げてきます。それは、自分

を命の限り支えてくれた兄と里親となってくれた両親への感謝の気持ちでした。

バージンロードをどうしてもいっしょに歩いてほしかったのは、これまで自分を本当の娘のように大きな愛で育んでくれた育ての父でした。働き過ぎで、体がボロボロになっている父は、闘病中にかかわらず、点滴をつけたまま一時退院して、この場にいてくれているのです。

理美さんの目から、美しい涙が一筋の光となって流れ続けました。


ほどなくして、理美さんはかわいい子どもを授かりました。平凡ですが、普通の幸せな時間が、理美さんに訪れました。

理美さんは、変化のない穏やかな毎日に慣れてしまって、それを当たり前のように思ってしまっている自分に、ときどき気づくことがあります。

そんなときには、必ず、「浄化瞑想」をして、本来の自分に戻るのだといいます。浄化瞑想をすると、涙とともに、心の奥深くからあふれんばかりの感謝の気持ちがわき上がってきて、理美さんを輝かせてくれるのです。

浄化瞑想で、純粋なエネルギーを保ちつづければ、人生は決して輝きを失うことはないのです。

第5章

浄化瞑想12のQ&A

Q1 浄化《じょうか》瞑想《めいそう》で、劇的に自分を変えたい、生まれ変わりたいと思っています。理想の自分に生まれ変わることは可能でしょうか？

A1 可能です。あなたは、なりたい自分になったらいいのです。
だれしもが、なりたい自分になれる可能性を持っています。ネガティブな感情やネガティブなエネルギーがあったために、今までその実現をこばまれていたのです。それらを浄化瞑想で取り除けば、簡単に思い通りの自分になれるはずです。
生まれ変わりのための瞑想は、「風の浄化瞑想」（CDトラック6）と「光の浄化瞑想」（CDトラック7）です。浄化瞑想に慣れてきたら、この2つの瞑想を中心に行うといいでしょう。

Q2 自分の中に眠っている自分、未知の自分に関心があります。しかし、そんなにすばらしい自分を本当に秘めているのでしょうか？

A2 あなたの中には、無限の可能性に満ちたあなたが眠っています。まずは、それを強く信じてください。自分自身との信頼関係を築くことが大切です。

そのうえで、なりたい自分を明確にして、そのエッセンスを自分の中から引き出してくるのです。

その作業には、「風の浄化瞑想」（CDトラック6）が最適です。

この瞑想を行うと同時に、日常生活の中でも、今まで自分にはできないと思い込んでいたことに少しずつチャレンジしてみましょう。

自分の可能性を、強く信じられるようになるはずです。

Q3 浄化瞑想を毎日やってもいいのですか？

A3 毎日の習慣にするといいでしょう。

その日の疲れを、その日にうちに解消するということは、毎日をフレッシュに生きていくためには重要なことです。そう考えると、夜、お休みの前に瞑想をされるのがいいかもしれません。

寝る前に心身を浄化《じょうか》しておくと、睡眠中にエネルギーがじゅうぶんたまります。

Q4 浄化瞑想を始めたばかりのころは、涙が自然とこぼれてきました。しかし、慣れていくうちに、泣けなくなってきたのですが？

A4 瞑想を始めたばかりのころは、心身に滞《とどこお》っていたエネルギーが、急激に流れ出すために、涙は出やすいものです。

そのため、瞑想をくり返し続けていると、次第に泣けなくなってきます。心身の浄化が完了したため、涙を出す必要がないからです。

しかし、日常生活の中では、涙をこぼす場面がふえていきます。心身の垢《あか》が消え去り、感受性が高まるからです。

浄化瞑想をしながら、無理に泣く必要はありません。泣かずとも、聴くだけで心身のエネルギーが純化されていきます。

Q5 浄化瞑想をしていると、涙が止まらなくなるのですが？

A5 涙は無理に止めないでください。心身にネガティブなエネルギーがたまり、それを浄化するために涙が流れているのです。

むしろ、涙が出ないことのほうが問題です。

涙を止めることなく、その浄化作用をじゅうぶん味わいましょう。

Q6 7つの浄化瞑想の中で、好きなものだけやればいいのですか？

A6 浄化瞑想を初めて試される方は、1から7まで順番に行いましょう。一通り行ったうえで、あなたの好きな瞑想を行ってください。

あなたの好きな瞑想とは、そのとき、あなたの心身が必要としているものです。あなたが選んだ瞑想を中心に行えばいいでしょう。

何度も行っているうちに、好きな瞑想も変わっていきます。そうなれば、またその瞑想を中心に行えばいいのです。

Q7 浄化瞑想をすると、欲望がまったくなくなるのですか？

A7 瞑想をすると、欲望は極端に少なくなります。でも、願望は消えません。自我に縛《しば》られた欲望という名のドロドロとしたエネルギーは消滅していきます。しかし、希望や夢、願望といったプラスのエネルギーは残るのです。そのため、浄化瞑想をすると、心は明るく、軽くなるのです。

Q8 日々がつらくて仕方ありません。浄化瞑想をすれば、本当に楽になれるのでしょうか？

A8 本書は、あなたのようにつらい毎日をがんばって生きている方に向けて書いたものです。あなたのための瞑想といってもいいでしょう。

また、どんなに恵まれた環境にいるように見える人であっても、心にさびしさや不安、不満を抱えているものです。そうした人にとっても、本書は役立つことでしょう。

浄化瞑想を試したその日から、あなたの心身は楽になっていくに違いありません。

Q9 涙もろい私に、浄化瞑想は必要でしょうか？

A9 浄化瞑想でこぼれた涙と、単にこぼれた涙には、大きな違いがあります。

この瞑想では、涙を流すだけでなく、それで心身が浄化できるようにプログラムされています。そのため、涙もろいあなたにも、浄化瞑想を試す価値はあると思います。

また、涙もろい人の多くは、悲しい話に涙することが多いようです。実は、悲しい話や悲惨《ひさん》な話で流す涙は、涙の浄化作用からいえば高レベルのものではありません。

上質の涙とは、感動するときの涙です。浄化瞑想が進むにしたがって、つらく悲しい涙が出きって、感動の涙が出始めます。

Q10 過度な期待を持って浄化瞑想をすると、心身の浄化にならないですか？

A10 ネガティブなものを浄化してエネルギーを純化させるのが、浄化瞑想の目的です。エネルギーの質が上り、いいものを引き寄せるようになります。

過度な期待を持ちながら瞑想を行うと、それが邪念《じゃねん》となり、瞑想の効果を下げてしまう可能性は否定できません。

お金だったり、名誉だったりを望むのではなく、「なりたい自分になる」ことを目標に瞑想を行うことをお勧めします。

Q11 浄化瞑想を始めてから、涙もろくなったようです。これはいいことなのでしょうか？

A11 とてもいいことです。ネガティブなエネルギーが洗い流され、あなたの感性が高まってきた証《あかし》です。

今までより、物事を深く見られるようになった自分に気づくことでしょう。

そして、今まで気づかなかった季節の移り変わりや人の心の動きなどが、よくわかるようになります。

Q12 浄化瞑想を始めてから、いつも目が潤《うる》んでいます。これはいいことなのでしょうか？

A12 あなたは、涙のせいで目が潤んでいるのではないはずです。

心が浄化され、心身に純粋なエネルギーが巡り始めると、それが外見にも現れます。それが、一番現れやすいのが目です。目は心を映《うつ》す鏡なのです。

目が潤んでいるということは、あなたが純粋さを取り戻した証拠だと考えましょう。

おわりに

思い通りの人生を楽しもう！

本書によって浄化《じょうか》瞑想《めいそう》を体験されたあなたは、きっと今までの瞑想では得られなかった爽快感《そうかいかん》を感じていることでしょう。

私が浄化瞑想の必要性を感じたのは、通常の瞑想ではじゅうぶんな効果が得られない方がいらっしゃったからでした。お聞きしてみると、「瞑想は気持ちがいいけれど、雑念が浮かぶことが多くてすっきりしない」ということなのです。

「心の中にいつまでも何かがくすぶりつづけていて、せっかくのプラスイメージがどうしても入っていかない」ともおっしゃいました。瞑想で一番大切な「純粋な状態」ができていないのでした。

心の中に、マイナスの思いやネガティブなエネルギーがありすぎると、いいものが入っていかないのは当然です。体が疲れすぎていたり、心が鬱々《うつうつ》としていたりする状態では、プラスのイメージすら思い浮かべられないでしょう。

瞑想を通じて、純粋なエネルギーを巡らすためには、まずは心身をクリアな状態にすることが必要なのです。それが、本書のテーマである浄化瞑想です。

浄化瞑想は心を自由に解き放ちます。そのため、美しい涙が出やすくなります。涙するることが、こんなに爽快で、心を軽くするものであったことに、あらためて驚くことでしょう。

瞑想の原点ともいえる浄化瞑想は、体も心も疲れ果てている現代人に一番必要なものです。現代という忙しい時代の中にあるからこそ、本当の自分を思い出すこと、純粋なエネルギーを巡らすことが大切なのです。

あなたは、無限の可能性に満ちた存在。「なりたい自分」になるために生まれてきたはずです。

さぁ、真っ白な自分を、あなた色に塗り替えて、思い通りの人生を楽しんでください。

最後に、精魂込めて音楽を創《つく》ってくださった小久保《こくぼ》隆《たかし》さん、マキノ出版の髙畑《たかはた》圭《けい》さんに、心からの感謝を申し上げます。

著者記す

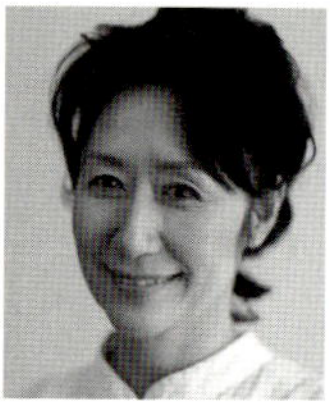

著者

観月　環　*Tamaki Mizuki*

観月流《みづきりゅう》和《わ》気道《きどう》代表。薬剤師。名城大学薬学部卒業。「氣《き》」を生活の中に取り入れた「氣的生活」を提案し、人生をグレードアップさせるための方法として氣の活用法を開発。漢方、整体、気功、アーユルヴェーダなどの健康法、伝統医学を研究し、自ら実践。1993年、観月流和気道設立。全国各地で講演の傍ら、松下電器、ワコール、NEC、三菱、グンゼ、大和ハウス、パソナなどで企業戦略としての氣の活用セミナーを行う。ビジネスのみならず、スポーツ選手のメンタルトレーニングや子どもの能力開発など、さまざまな分野で指導に当たる。観月流和気道は、メキシコ、イギリスに支部があり、全世界にファンを持つ。『聴くだけでツキを呼ぶ　魔法のCDブック』（マキノ出版）、『一瞬で美しくなるキレイ曼荼羅』（PHP研究所）など著書多数。

観月流和気道HP　http://www.mizuki-ryu.com/

無料のメールマガジン「観月環の『氣的生活らくらくレッスン』」

パソコン用　http://www.mag2.com/m/0000170229.html

携帯電話用　http://www.mag2.com/pc/m/M0048040.html

音楽 **小久保隆** *Takashi Kokubo*

環境音楽家。音環境デザイナー。都市やオフィス、ミュージアムなどの空間を「音で環境デザインする」サウンドスケープ・デザイナーとして、国内外を問わず注目されている。日本BGM協会理事。日本サウンドスケープ協会会員。『水の詩《うた》』『流の詩』など、ＣＤを多数リリース。2007年には、世界各国の癒《いや》しの自然音を集めた「地球の詩」シリーズや初のベストアルバム『QUIET COMFORT』を発表した。（※表記のCDはすべてイオン・レーベル）

HP　http://www.studio-ion.com/

聴くだけで涙があふれる
心の浄化CDブック

2008年5月30日　第1刷発行
2008年7月20日　第3刷発行

著　者　観月　環

発行者　梶山正明
発行所　株式会社マキノ出版
東京都文京区湯島2-31-8
〒113-8560
電話（編集部）03-3818-3980
（販売部）03-3815-2981
http://makino-g.jp/
印刷所・製本所　大日本印刷株式会社

定価はカバーに明示してあります。

万一、落丁・乱丁のある場合は、購入書店名を明記のうえ、小社販売部までお送りください。

送料負担にてお取り替えいたします。


ISBN978-4-8376-7093-3